평생건강을 위한

침뜸 이야기

평생건강을 위한 **침뜸 이야기**
〈개정판〉

초판 발행 | 1995년 3월 15일
개정판 발행 | 2008년 10월 27일
개정판 10쇄 | 2025년 1월 16일

지은이 | 김남수
펴낸곳 | 구당
등록 | 2002년 1월 7일 제6-0587호
주소 | 서울 동대문구 제기로 93(청량리동) 구당B/D 1층
전화 | (02)3295-2332
팩스 | (02)964-7999
홈페이지 www.chimtm.com

ISBN 978-89-969694-2-6 03510

값 11,000원

총판 | 한국출판협동조합 (02)716-5616 경기도 파주시 적성면 적성산단3로 10

평생건강을 위한

침뜸 이야기

구당 김남수

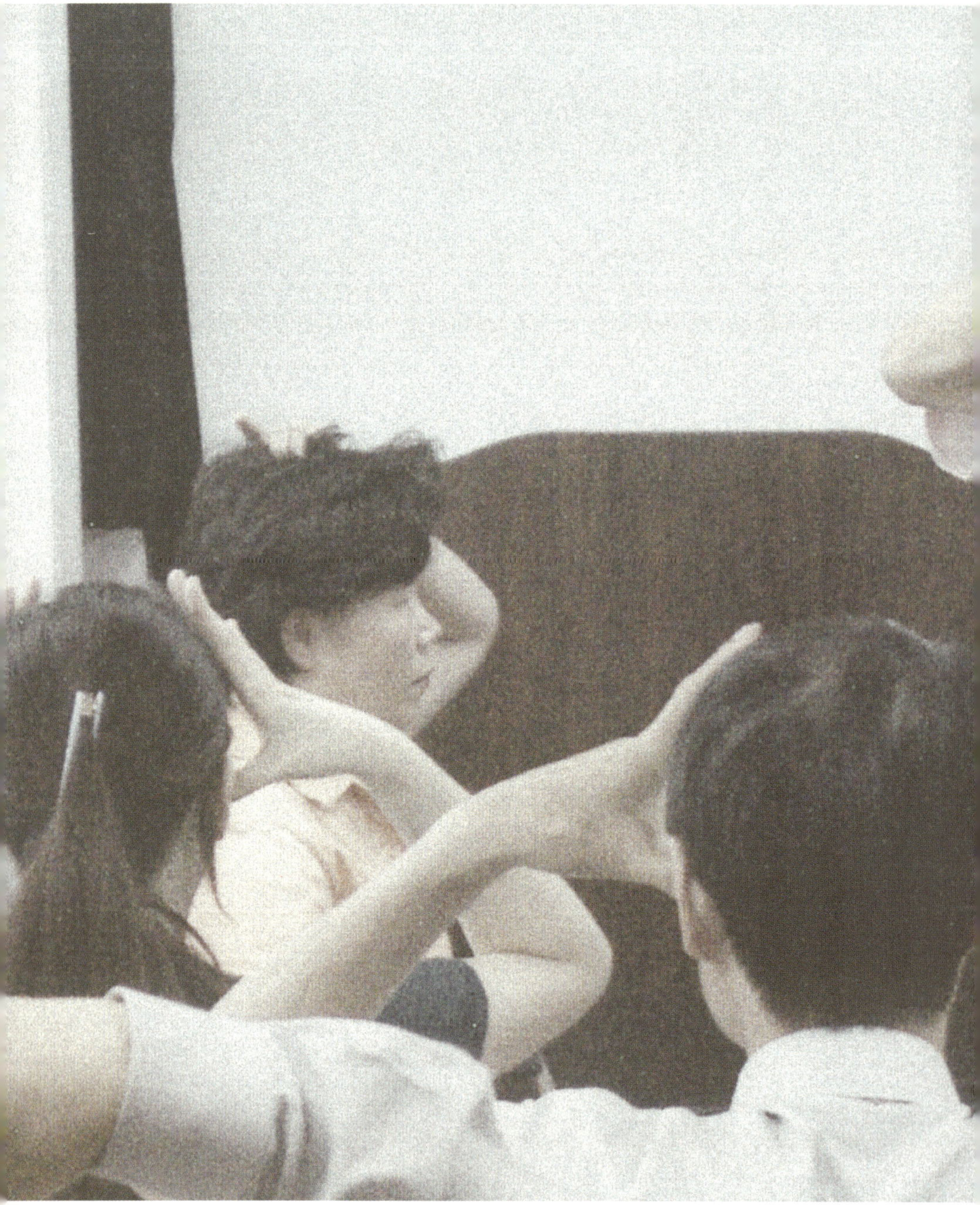

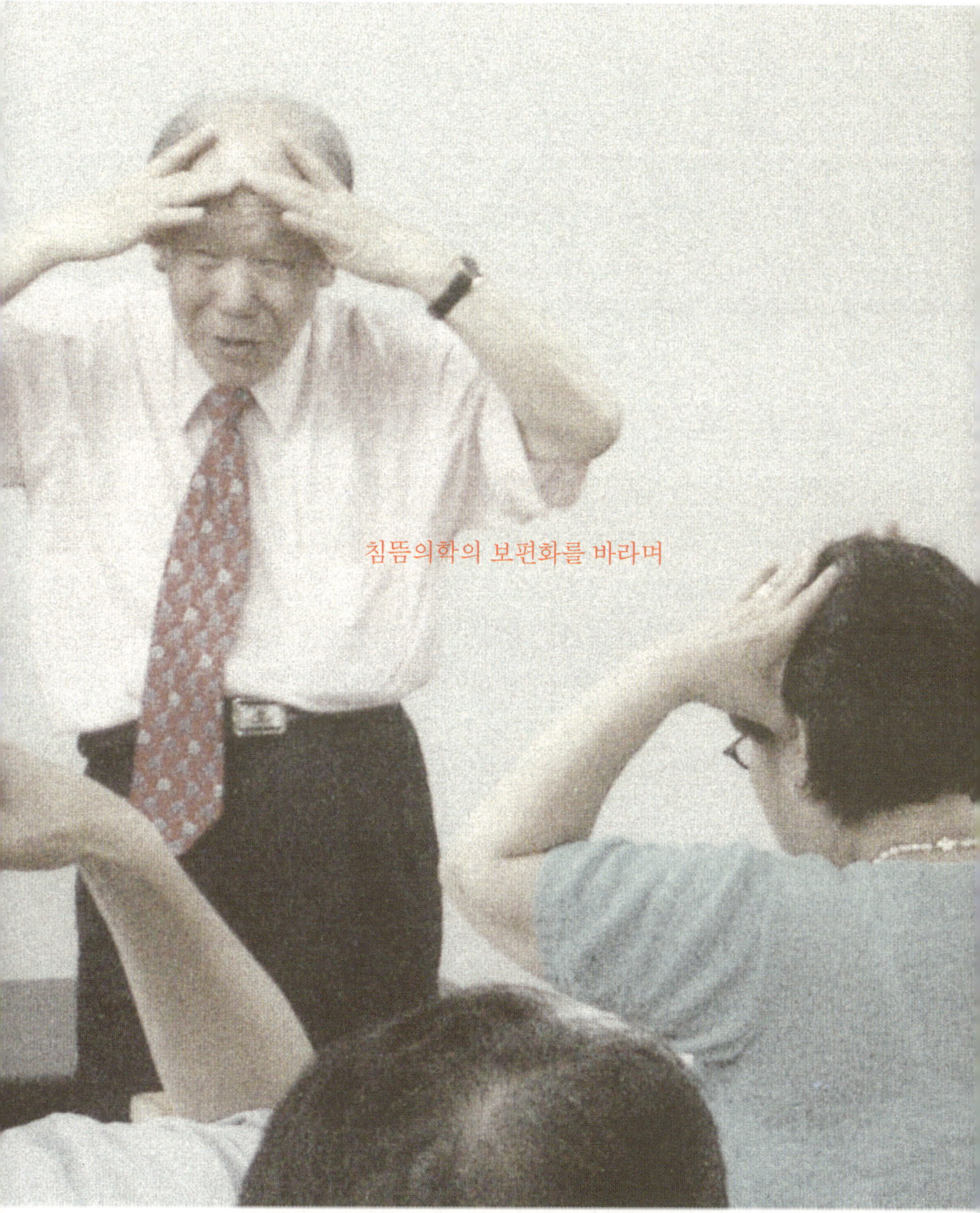

침뜸의학의 보편화를 바라며

침과 뜸을 해방시켜라!

엊그제 청춘인 듯 했는데 어느덧 망백(望白)이다. 나 태어나 이 강산에서 침구사라는 직업을 가지고 평생을 침과 뜸으로 환자를 치료하면서 살아왔다. 1962년 침구사 양성제도가 없어진 이래, 평생소원이 침과 뜸의 맥을 이어놓는 것이었다. 그런데 하나 둘 동료 침구사들이 세상을 떠나더니 이제 정말 얼마 남지 않았다. 고령의 노인이 된 침구사 몇 십 명 뿐. 앞으로 얼마 못 가서 침구사라는 이름이 이 땅에서 사라져 버릴 것 같다. 그렇게 되면 침뜸으로만 환자를 치료하는 직업은 찾을 수 없게 된다. 침구사라는 우리의 이름은 어느 골동품 가게에서 먼지를 뒤집어쓰고 있을 것이다. 참으로 한스럽고 부끄럽다.

침과 뜸은 이 땅의 역사가 기록되던 그때부터 백성들의 삶과 함께 해온 우리의 전통 민간의술이다. 민간의술은 의료인들을 위해 있는 것이 아니라 환자를 위해 존재한다.

우선, 침과 뜸에 관한 시민교양을 높여 침뜸을 대중생활

의술로 활용해야 한다. 그리고 이 땅에 침구사를 계속 배출하여 세상 사람들이 건강하게 살 수 있도록 하는데 침과 뜸이 널리 쓰이도록 해야 한다. 나아가 재야 침구인들의 의술을 검증하여 민간의술의 맥을 제대로 이어나가도록 할 필요가 있다. 특히 한의사와 의사는 물론 모든 보건의료인들이 침과 뜸을 제대로 배우고 익혀 우리 의술로 국민건강을 지킬 수 있도록 제도를 마련해야 한다.

몇 남지 않은 침구사들이 침구사 제도를 부활시킬 수 없다. 침구사 제도는 국민들의 힘으로 부활시킬 수 있을 것이다. 이렇게 하여 꺼져 가는 횃불에 다시 기름을 부어야 한다. 더구나 고령화 사회를 맞아 신뢰를 잃어가고 한계를 드러내는 우리나라 보건의료를 한 단계 발전시킬 수 있는 가능성은 바로 침과 뜸에 있다.

아득한 그 옛날부터 백성들의 건강을 지켜온 침뜸을 국민의술로 다시 살려, 홍익인간의 큰 뜻을 실현하는데 제대로 쓰일 수 있도록 온 국민이 동참해 주기 바란다. 그래서 많은 세월이 흐른 후에도 또 다른 늙은 침구사가 나와서 침뜸 이야기를 후손들에게 해 줄 수 있기를 바란다.

2004년 8월

灸堂 김남수

침과 뜸, 원시의술에서 인류최후 의술로까지!

침은 금속으로 만든 쇠꼬챙이를 살갗에 자입하는 것이고 뜸은 3년 이상 묵은 쑥을 적당량 피부 위에 올려놓고 불을 사용하여 가벼운 화상을 내는 것이다.

침술, 뜸술에 술(術)자가 있는 것은 손끝에 따라붙는 정신이 손재주를 사용하여 적당량을 조절하기 때문이다. 약술이라는 말이 없는 것은, 약은 적당량을 저울에 맞추어 주기 때문이다. 이같이 의술과 약은 분명하게 구분된다.

의술과 약은 시작부터도 구분된다. 침과 뜸은 인류 초기부터 사람의 본능에 의해 시작되었고 약은 3천여 년 전에 신농(神農)이 모든 초목을 맛보아 구분한 후부터 시작되었다.

최고로 좋은 약이라고 세상이 떠들썩하게 나타났다가도 없어지는 것이 언제인지 모르게 없어지는 것이 약이다. 그러나 침과 뜸은 금속과 쑥이 아니면 효과가 없기 때문에 다른 것으로 바꿀 수도 없고 없어질 수도 없는 것이다. 그래서 침과 뜸은 영원한 보물같은 의학인 것이다.

현재 동서의학은 최첨단에 이르렀다. 그러나 불치병의 고통들과 병이라 말하기 어려운 고령의 고통들에 도움이 되는 것이 침과 뜸이다. 그래서 전 세계 의학계가 침뜸의 연구에 박차를 가하고 있는데 우리나라 의료인들은 이 분야는 내것이네, 이 분야는 네것이네만 하고 있을 뿐이다.

평생을 침과 뜸만으로 환자와 살아온 필자는 침과 뜸의 효과 있고 없음을 알게 되어서 이를 모두에게 알려서 도움이 되고자 한다. 의학자와 정부의 힘이 아니고도 민간에서 할 수 있는 것을 알려서 우리나라 사람들이 모두 고통 없이 행복한 삶을 살면 좋겠다. 나아가 전 세계에서 부러워하며 침뜸을 배우러 오게 하고 또 후세에게 우리의 보물 침뜸을 전수해 주었으면 한다. 이 일에 내 생명이 다할 때까지 혼신을 바치고자 하니 우리나라 모든 의료인들의 심정과 환자의 마음도 살펴보아 주시기를 간절히 바라는 심정으로『평생건강을 위한 침뜸이야기』를 다시 개정하여 낸다. 책의 면수가 늘고 그림이 달라지면서 값에 변경이 있음을 부끄럽게 생각한다.

책을 만나는 사람들 모두가 도움을 얻어 평생 건강으로 행복하게 살아가길 바란다.

2008년 10월

灸堂 김남수

차 례

1. 문헌은 『 』로 표기하였고 음은 다르지만 의미가 같은 한자 표기는 〔 〕를 사용하였다.

   예) 『황제내경』, 뜸〔灸〕

2. 한자나 영자 병기가 필요한 경우, 한글 옆에 ( )를 사용하여 한자와 영자를 병기하였다.

   예) 침구(鍼灸), 침(acupuncture)

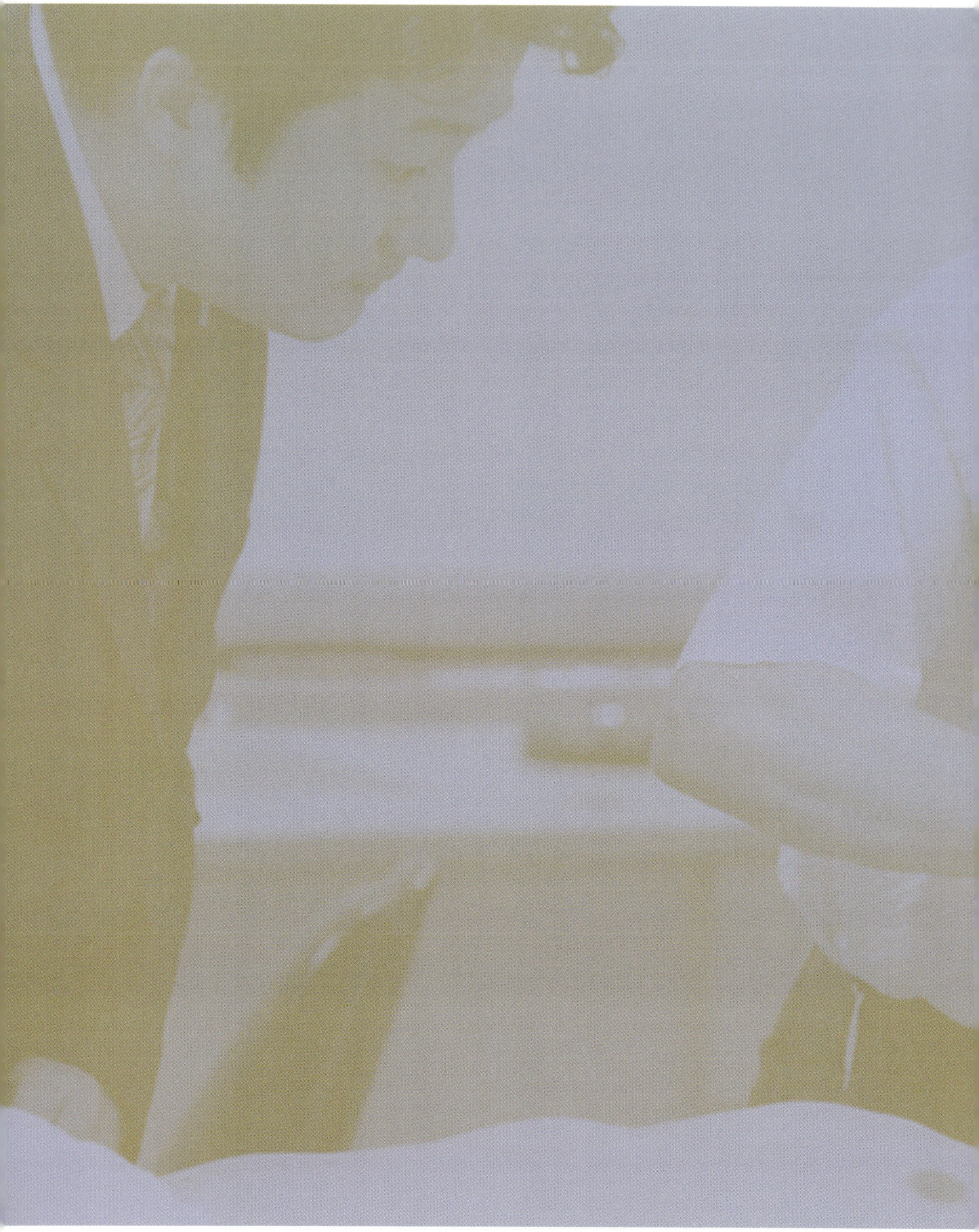

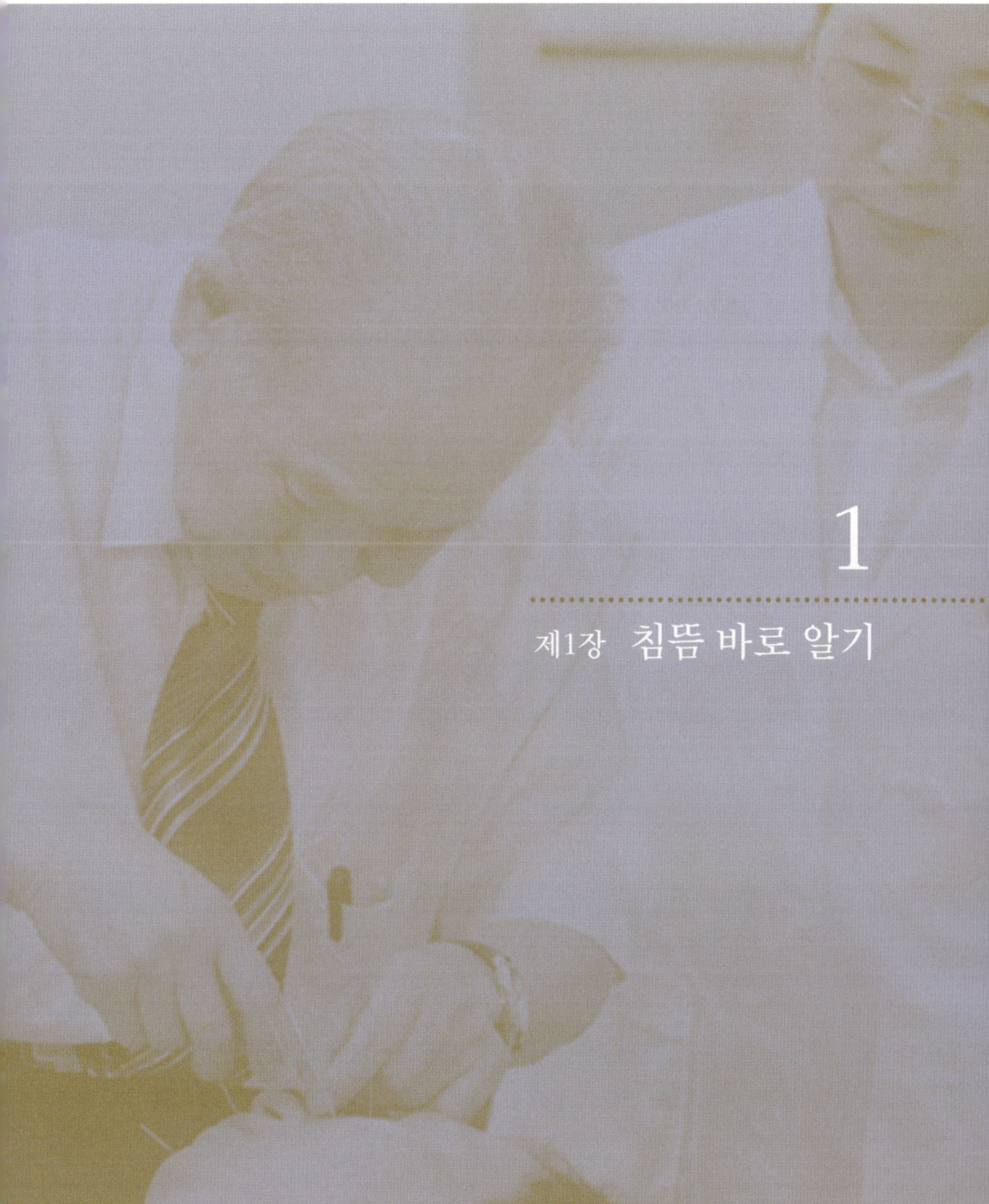

1

제1장 침뜸 바로 알기

1. 침뜸의 시작

모든 발명은 필요에 의해서 생겨난다. 생겨난 것은 인류에게 계속 필요하게 될 때 후대에 계승되며 살아남게 된다. 침뜸도 역시 이러한 필요에 따라 발생하였고 시작은 알 수 없으나 침뜸에 관한 기록은 지금으로부터 3,000년 전으로 거슬러 올라간다. 침뜸은 어디에서 어떻게 개발되었을까? 동양의학의 경전인 『황제내경』에서 그 해답을 찾을 수 있다.

> "동쪽 지역은 천지가 시작되는 곳으로서 생선과 소금이 생산되는 지역이며 바다를 끼고 있다. 그곳 사람들은 물고기를 주로 먹고 짠 것을 좋아하는데 모두 그곳에 사는 것을 편안하게 여기고 그곳에서 나는 음식물을 즐긴다. 물고기를 많이 먹으면 사람으로 하여금 중초(中焦)에 열사(熱邪)가 쌓이고 소금은 혈을 손상시킨다. 그러므로 그곳 사람들은 모두 피부가 검고 주리(腠理)가 성글며 그들에게 발생하는 병은 대부분 옹양(癰瘍)인데 그것을 치료할 때는 폄석(砭石)을 사용해

야 한다.

"북방자는 … 〈중략〉 … 장이 차가워져 창만병(脹滿病)이 잘 발생하는데 이를 치료하는 데는 쑥뜸이 마땅하다. 그러므로 쑥뜸 요법은 북방에서 전래되었다."

각각의 생활환경에 따른 질병이 있고 그에 따른 치료법이 존재한다. 이 글에서 보는 바와 같이 폄석(砭石) 즉, 돌침은 중국의 동부 연안 일대에서 어업을 위주로 하는 민족에게서 유래되었고, 쑥뜸은 중국의 북부에서 목축을 위주로 하는 민족에게서 유래되었다. 여기서 동방이란 중국 본토의 동방이니 한반도와 만주 일대를 지칭하고, 북방이란 만주의 서부지대로부터 몽고 일대까지를 지칭한다.

이는 침뜸술이 중국 본토보다는 동방과 북방지역에서 먼저 사용되었다는 것을 뜻한다. 문자로 기록되면서 비로소 중국 본토의학으로 발전된 것이다.

폄석(砭石)은 돌로 만들어진 원시시대 침이다. 신석기시대에 돌을 갈아서 정교한 침을 만드는 기술을 터득하여 마침내 전문적인 의료기구인 폄석을 생산해 냈다. 바로 이 폄석의 주요 생산지는 바로 우리나라 한반도 일대였다. 이외에도 대나무나 뼈조각을 이용한 죽침(竹鍼), 골침(骨鍼)이 사용되었다. 이후 불과 금속을 사용하게 되면서 여러 가지 형태의 금속제 침을 치료에 응용하게 되면서 보다 효과적으로 질병에 대응할 수 있게 되었다.

북부지역은 날씨가 매섭고 혹독하여 선사시대 사람들은 불을 가까이 하여 몸을 따뜻하게 녹였다. 더구나 그들은 벌판에 살면서 양고기나 양젖으로 만든 유제품을 주식으로 하는 식생활이 습관화되어 있었다. 이렇게 차가운 바람과 기름진 음식이 더해지니 배가 차고 더부룩한 병에 잘 걸리게 되었다. 그들에게는 당연히 배를 따뜻하게 하는 것이 가장 좋은 치료법이 되었다. 자연스럽게 뜸법이 발명될 수 있었던 것이다.

처음에는 불에 따뜻하게 데운 돌덩이나 흙을 신체 일정 부위에다 붙여서 따뜻하게 온기를 전하였다. 점차 나무껍질이나 건초를 아픈 부위에 고정적인 온열자극을 함으로써 적극적으로 질병을 치료하는 뜸법을 만들어 냈다.

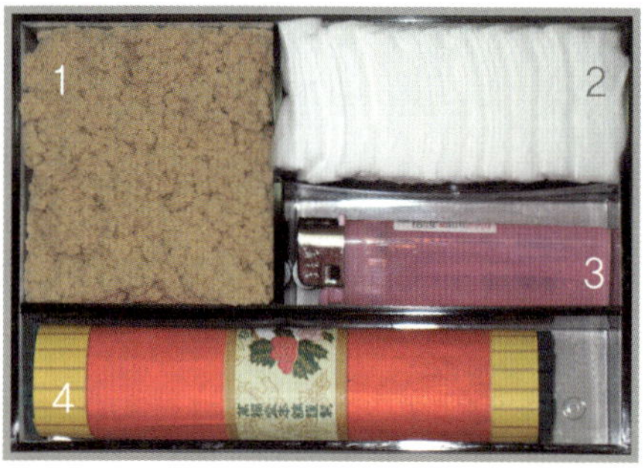

〈뜸사랑〉에서 사용하는 뜸세트
1. 뜸쑥 / 2. 마른 솜
3. 라이터 / 4. 선향

2. 침뜸의 장점

값싸고 효과좋은 가정요법

'침뜸 처방은 돈을 들여가며 멀리서 구하는 수고를 안 해도 되며… 준비하기 쉽고 휴대하기도 간편하며, 빈부귀천이나 병의 완급에 관계없이 적합하지 않을 때가 없고, 하물며 효과에 있어서도 약으로는 기대할 수 없는 바가 있어 그 신묘함을 다 말할 수 없다'

성종 때 중국 침뜸의서인 『신응경(神應經)』을 중간하면서 서문에 한계희가 쓴 글이다. 침뜸의 간편성과 효율성은 예나 지금이나 매 한가지다. 특히 뜸은 더욱 그러하다.

뜸뜨기는 재료도 간단하다. 뜸쑥과 선향, 그리고 시술자의 정성만 있으면 된다. 실제로 한 번 뜸뜨는데 드는 비용은 겨우 몇 십 원이면 충분하다. 또한 누구나 조금만 배워서 침구사가 정한 뜸자리에 매일 뜨기만 하면 된다. 그래서 가족끼리 집에서, 아무 때나 편리한 시간에 할 수 있다. 가족끼리 할 수 있으니 진료를 위해 이동하는 번거로움과 시간도 줄일 수도 있다. 실제로 꾸준히 떠 보면 알겠지만 뜸은 다른 의료수단으로 치료하지 못했던 만성질환 치료에 대단히 효과가 높다. 부작용도 없거니와 꾸준히 뜨면 틀림없이 효과가 난다. 이렇게 간편하고 탁월한 뜸요법은 '뜸세트' 한 통만 있으면 가정에서도 쉽게 할 수 있다.

나와 내 가족은 평생을 뜸을 하고 병치레 없이 살고 있다. 나는 모든 사람에게 이렇게 좋은 뜸이 온 국민, 온 세계에 보급되어 인류가 모두 똑같이 행복하고 건강하게 살아가길 간절히 바란다.

3. 예방의학으로서의 가치

병의 뿌리를 찾아 치료

이론상 침뜸은 모든 병에 유효하다. 그러나 수술이 가능한 암이나 급성맹장염과 같이 외과수술이 더 좋은 질환은 그 쪽을 권한다. 하지만 암이라도 말기여서 수술을 할수도 없는 경우라면 침뜸을 해볼 만 하다. 특히 뜸은 말기 암환자의 진통효과에 어떤 치료법보다도 효과적이다. 또 수술 후유증이나 약물부작용인 경우에도 침뜸이 좋다.

침뜸 치료는 항상 눈앞의 것에 사로잡히지 않고 더 긴 안목으로 병을 판단한다. 병을 앓기 시작하면 우리 몸에서는 복합적으로 여러 가지 장애가 나타난다. 그 장애로 인한 증상 하나하나를 개별적으로 치료하여도 신체 전체는 좀처럼 좋아지지 않는다.

소아천식을 예로 들어보자. 소아천식 발작에 부신피질 호르몬제제를 쓰면 감쪽같이 발작이 그친다. 아이의 고통을 보는 부모는 당장에 급한 증상이 좋아지니 병이 좋아졌는 줄 알고 안도의 한숨을 쉰다. 재발하면 또 동일한 약으로 증상을 멈추게 한다. 이 약은 증상을 잠시 멈추게 한 것이지 병의 뿌리를 치료한 건 아닌데 말이다. 침뜸치료는 부신피질호르몬제제처럼 금세 천식 발작을 멈추게 하지는 못한다. 눈에 보이진 않지만 조금씩 조금씩 증세가 가벼워져 자기도 모르는 사이에 천식 발작을 하지 않게 된다. 오랫동안 꾸준히 침뜸을 하게 되면 체질이 개선되어 천식이 일어나게 된 병의 뿌리가 자연히 제거되기 때문이다.

이렇듯 만성 질환은 체질을 개선하지 않으면 언제까지도 낫지 않는다. 알레르기성 비염이라든가 편두통, 만성위염, 간염, 당뇨병 등이 그러하다. 이들 질환은 식사 요법이라든가 운동요법 등으로도 개선되기는 하지만 침뜸치료를 하면 무엇보다도 빠르게 효과를 본다. 이것은 침뜸치료가 증상만을 없애는 대증요법(對症療法)이 아닌 병의 뿌리를 찾아 치료하는 근본요법이고 근치(根治)요법이기 때문이다.

현대의학에서 만성이라고 하는 질병은 고치지 못하고 체질이 변하여 낫기를 기다리는 것을 의미한다. 그러나 침뜸 치료는 처음부터 체질을 개선해 근본을 치료하는 의료이므로 이러한 만성질환에 좋다. 다만 한두 번 치료한다고 낫는 것은 아니고 만성이란 이름이 붙게 된 만큼 길게 해야 한다. 개인 차가 있지만 수 주면 되기도 하고 1~2년이 걸리기도 한다. 뜸은 근본을 치료하기 때문에 재발이 거의 없으며 기타 부수적인 증상도 없어진다.

건강할 때 침뜸, 습관이 아니라 예방

유사 이래로 현대와 같이 건강에 관심이 많은 적도 없었고 오늘날처럼 수명이 연장된 시기도 없었다. 오랫동안 사람들은 '죽음에 이르는 병'을 겁내면서 그 병에서 벗어나기 위해 노력해 왔다. 현대의학의 발전에 따라 중병은 점차 정복되어 왔다. 그렇다고 모든 사람들이 더 건강해진 것은 아니다.

현대 사회 특유의 환경 공해와 스트레스로 인해 죽지 않을 만큼 '죽고 싶은 병'에 시달리고 있다. 병이라고 할 정도로 중하진 않지만 건강하다고 자신할 수는 없는 절반의 건강인 반건강(半健康) 상태로 사는 현대인들이 대부분이다. 그러다 보니 자신의 건강유지에 그 어느 때 보다도 관심이 많다. 우리나라 전체인구의 10명 중 7명이 운동과 충분한 휴식, 식사 조절 등으로 건강관리를 하고 있다고 한다.

예로부터 동양에서는 병에 걸리기 전에 손을 써서 병나지 않게 하는 것을 최고의 의술로 보았다. 이는 침뜸에 꼭 맞는 말이다. 침뜸은 미병(未病)을 치료한다. 침뜸은 병이 났을 때도 효험을 발휘하지만 병들기 전의 예방과 건강 유지에도 절대적인 위력을 발휘한다. 우리는 여기서 침뜸의 우수한 점을 발견할 수 있다. 이것을 알고 침뜸의 특성을 체득해 본 사람들은 건강할 때에도 침뜸을 하게 된다. 침뜸의 맛을 알지 못하는 사람이 볼 때는 습관처럼 보일지도 모르겠다. 습관이라는 말에는 중독성, 탐닉성 등 부정적 의미가 있다. 그러나 침뜸은 이런 걱정이 전혀 없다. 자신의 건강을 스스로 관리하려는 의지이지 습관은 아니다.

병이 생겨서 큰 돈을 들여 치료하는 것보다는 발병하기 전에 병이 오지 못하게 하는 몸을 만드는 것이 현명할 것이다.

4. 생명의 통로, 경혈과 경락

기운의 출입문, 경혈

경혈이란 말은 일상용어로 사용될 정도로 잘 알려져 있다. 얼굴의 경혈을 눌러주면 얼굴이 작아진다고 하고, 발이 피곤할 땐 발바닥의 경혈을 누르면 발이 시원해진다고 한다. 그러면 이 경혈이란 도대체 무엇인가? 경혈은 한 마디로 '몸 가운데 급소'라고 할 수 있다. 몸의 상태가 안 좋을 때 경혈을 누르면 '악' 소리 날 정도로 아프거나 혹은 시원해진다. 경혈은 인체의 오장육부와 경락(經絡)의 기가 모이고 출입하는 곳으로 문밖에서 누르는 초인종과 같은 역할을 한다. 몸 밖에서 경혈이란 초인종을 누르면 몸 안의 내장기관은 각각의 기능에 이상이 있는지 없는지를 알려준다. 침뜸은 이러한 몸의 급소인 경혈을 찌르고 뜸을 떠 아픔을 없애고 내장 활동을 좋게 한다.

지금으로부터 3천년 전, 의자(醫者)들은 경혈의 존재를 말하였다. 인간의 몸은 어딘가 상태가 안 좋게 되면 몸겉으로 반응이 나타난다는 사실을 말한 것이다. 그리고는 변화를 바로 잡을 수 있는 경혈을 자극하거나 따뜻하게 해서 '몸에 나타난 이상' 을 바로 잡을 수 있게 하였다.

특수한 에너지의 통로, 경락

침뜸의학에서는 몸의 기능을 오장육부(五臟六腑)의 활동이라고 생각했다. 오장(五臟)은 간장(肝臟)·심장(心臟)·비장(脾臟)·폐장(肺臟)·신장(腎臟)을 말한다. 육부(六腑)는 대장(大腸)·소장(小腸)·담(膽)·위(胃)·방광(膀胱)·삼초(三焦)를 말한다. 이 때의 장부(臟腑)는 현대의학의 해부학적 장부만을 말하는 것이 아니고, 이 장부와 밀접하게 관계되는 전체적인 기능까지 포함한 것이다.

장부의 특수한 에너지를 기혈(氣血)이라고 한다. 이 특수한 에너지가 다니는 통로가 바로 경락(經絡)이다. 기혈이 경락이라는 길을 통해서 '오장·육부', 즉 인간의 몸을 움직이게 한다. 이 기혈의 많음과 부족함에 따라 몸의 상태가 좋아지거나 나빠진다.

경혈은 서로 연결되어 하나의 그룹을 만든다. 이 그룹을 경락이라고 부른다. 우리 몸엔 14개의 경락이 흐르고 있다. 이것을 14경락이라고 하는데 이 경락은 치료할 때 중요한 역할을 한다. 예를 들자면, 경락은 경부선, 중앙선, 경의선, 경원선 등의 철도 선로에 비유할 수 있고, 경혈은 서울역, 용산역, 영등포역과 같이 생각하면 될 것이다.

병은 그 선로의 흐름이 고르지 못한 상태이다. 그 때, 가까운 역을 찾아 가서 치료한다. 즉 경혈에 침 치료로 기운이 잘 가게 하여 병을 치료하는 것이다. 이와 같이 에너지의 통로인 경락상에 위치한 경혈을 자극하면 멈춰 있는 기운이 잘 돌아 몸이 정상적으로 움직일 수 있게 되는 것이다.

어느 경혈이 어느 병에 효과 있다고 하는 것은 이미 체계적으로 정리되어 있지만 똑같은 병이라도 환자의 증상에 따라 증상의 경중(輕重)이나 원인도 각기 여러 가지여서 그에 맞게 처치를 해야 한다. 침뜸을 하는 사람은 환자의 말을 상세히 들어 본다. 이는 침뜸을 할 때는 환자들의 증상을 확실하게 파악하여서 치료에 적절한 경혈을 찾아 쓰는 것이 가장 중요하기 때문이다.

5. 침과 뜸 두 배로 효과 보는 법

'침뜸 동시시술' 해도 되는가

"『내경』에서 「침(鍼)하면 뜸[灸]하지 못하고 뜸[灸]하면 침(鍼)하지 못한다」라고 하였다."

위의 글은 『동의보감 ; 침구편』에 나온다. 침과 뜸은 동시에 하면 안 된다는 것이다. 3천년 전 옛사람들이 쓴 글을 인용한 것이다. 당시의 보건위생환경을 감안하면 '뜸과 침을 같이 하면 안 된다' 고 한 것은 분명히 맞는 이야기다.

옛날에는 침 만드는 사람이 귀해 가는 침을 구하기 힘들었다. 침 만드는 사람이 귀했던 이유는 야금술이 부족한 면도 있었지만, 침을 만들면 재수가 없다는 미신도 있어서 침 만들기를 기피한 문화적인 배경도 있었다. 손이 들어있어 여행을 가려해도 손 없는 날로 가고 이사를 하려해도 손 없는 날을 택했다. 이렇게 손 없는 날을 찾아 일년 중 하루만 침을 만들었다. 당시에는 침 만드는 사람도 많지 않았다. 몇 안 되는 손 없는 날을 골라 금은세공업자가 침을 만들었다. 일년에 겨우 몇 개만 만들 수 있었기 때문에 침이 매우 귀했다. 그러다 보니 얇은 침이 없어 할 수 없이 대침을 썼다. 대침을 쓸 때에는 환자보다 침놓은 술자가 더 무서워했다. 잘못 찌르면 복막염도 되고 병신이 되곤 했기 때문이다. 그래서 무릎 아래, 팔꿈치 아래에만 자침했다. 그것도 잘못하면 신경을 손상시켜 손가락 발가락을 못 쓰게 되는 경우도 왕왕 있었다.

침놓은 사람도 침 한대만 놓아도 힘이 쭉 빠지곤 했었다. 맞는 사람보다 놓은 사람이 더 무서워해 침 시술을 기피했다.

뜸은 큰 뜸을 떴다. 뜸은 쑥 성분이 효과를 나타내는 줄 알고 크게 뜨면 더 좋으려니 하여 무조건 크게만 떴다. 뜸을 크게 뜨면 몸살을 앓는다. 그것이 사흘에서 일주일을 가기도 했다. 이런 상황에서 침과 뜸을 같이 하면 환자가 힘들어서 안 된다. 그래서 침뜸을 같이 하면 안 된다고 한 것이다. 그러나, 현대는 다르다. 과거와 현대의 사회와 문화가 다르다. 실제로 청나라 때 침구종합서라고 할 수 있는 『침구대성(鍼灸大成)』 저자 양계주는 "의료를 업으로 하는 사람들은…침을 써야할 때 침을 쓰고, 뜸을 떠야할 때 뜸을 뜨고, 침뜸을 동시에 써야 할 때는 동시에 사용하면 된다"고 한 바 있다.

현대에는 발달된 제철기술로 값싸고 질 좋은 스테인리스 제품의 호침(毫鍼)이 생산되고 있다. 얇은 호침이라 침을 놓아도 살이 곪거나 손상되는 일은 없다.

뜸 또한 대추알만큼 크게 뜨는 것이 아니라 쌀알 반톨크기[반미립대(半米粒大)]만큼 작게 뜬다.

다시말해, 내가 쓰는 침은 머리카락 굵기 만큼 얇은 침이고 내가 뜨는 뜸은 쌀알 반톨 만한 작은 뜸이다.

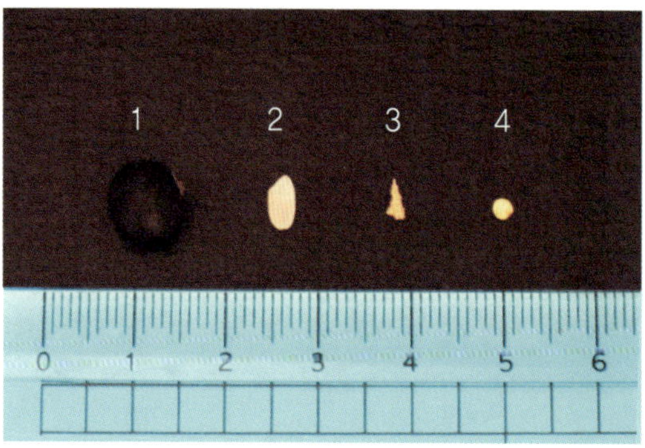

반미립대 크기 비교
1. 쥐눈이콩
2. 쌀
3. 반미립대
4. 좁쌀

나는 평생 이렇게 얇은 침과 작은 뜸으로 하는 '침뜸 동시시술'을 해왔고 많은 환자들을 치료하여 왔다. 물론 70년의 임상경험 중에 '침뜸 동시시술'로 탈난 경우는 하나도 없었다. '침과 뜸은 동시에 하면 안 된다'는 과거의 불문율 때문에 현재도 '침뜸 동시시술'은 기피하고 있다.

온고지신(溫故知新)이 미래를 지향하는 우리의 발목을 수시로 붙잡는 '뒤돌아보기' 식 사상이 되어선 안 된다. 역사를

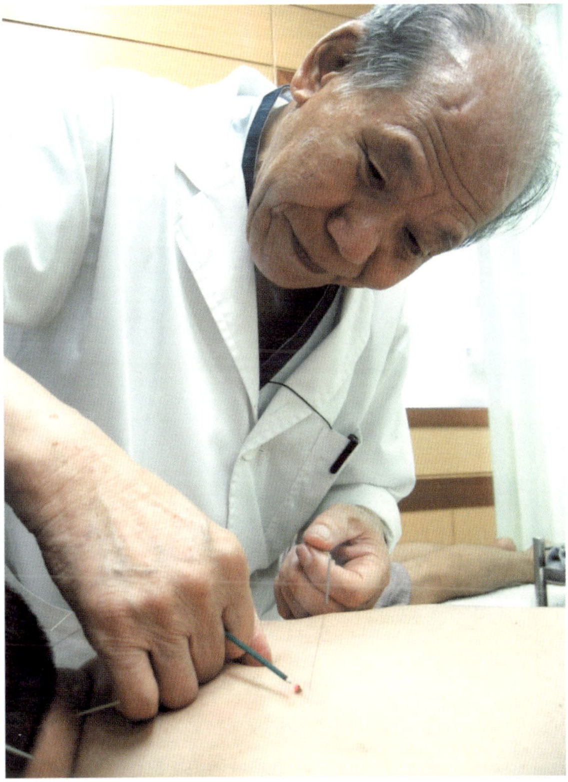

침뜸 동시시술을
하고 있는 필자

통해서 증명된 인가의 삶에 대한 반성을 토대로 한 단계 발전된 사회를 만드는 것으로 해석해야 한다. 옛 것만을 무조건 뒤돌아보는 것이 아니라 오히려 새로운 것을 아는데 힘써야 한다. 당시 침과 뜸을 동시시술하면 안된다고 했을 때는 그만한 환경적·문화적 이유가 있었던 것이다.

직접구가 진짜 뜸

일본의 고또오(後藤道雄) 박사는 "헷드씨대와 전통 침구술에 대하여"라는 연구에서 뜸뜰 때 뜨거움을 참지 못하면 피부 위에 거즈 2~3매를 접어놓고 온열이 투과되도록 하여도 같은 효과를 얻을 수 있다고 보고하였다. 고또오박사의 이 연구로 무흔구(無痕灸)가 일시적으로 유행하게 되었다.

무흔구는 물론 고또오 박사가 창안한 것은 아니다. 당나라 손사막이 쓴 『천금방(千金方)』에 보면 무흔구에 대한 다양한 방법이 기재되어 있다. 무흔구라고 하는 것은 된장, 소금, 마늘, 생강, 등을 피부 위에 올려놓고 그 위에서 쑥을 대워 온열을 투입하는 것으로서 격물구(隔物灸), 간접구(間接灸)라고도 한다. 오늘날에는 소위 온구기(溫灸器)라고 하여 뜸을 가열기구 속에 넣고 태워 따뜻하게 된 기구를 신체의 일정 부위에 대고 온열을 투입한다는 방법으로 사용되고 있다. 그러나 간접구는 만능이 아니고 한정된 특정병증(病症)에 응용한 것에 지나지 않는다.

이 무흔구는 피부에 직접 뜨는 유흔구(遺痕灸)보다 효과가 훨씬 적다. 왜냐하면 원래 뜸은 단지 경혈을 자극하는 것으로만 치료효과를 얻는 것이 아니다. 피부에 직접 뜸을 떠서 작은 화상을 입힘으로써 생기는 일종의 가열 단백체에 의하여 화학적 자극이 생체 각 조직에 작용하여 치료효과를 나타내기도 한다. 일본의 오오사와(大澤) 박사는 이러한 가열 단백체가 일종의 히스토톡신(이종단백질)의 혈청 흡수이행이라고 하였다.

고또오 박사는 이 단백체 효과를 보지 않고, 단지 경혈자극의 측면만 본 것이다. 반면, 일본 하라(原志免太郎) 박사는 뜸화상처의 단백체 효과만을 보고 경혈자극 측면을 경시했다. 그래서 하라 박사는 뜸은 어디에다 하더라도 결국은 피부에 작은 화상을 입히면 된다고 했다. 그래서 눈에 잘 띄지 않는 곳, 노출이 되지 않는 곳에 뜸하면 된다고 하였다. 하지만 실제로는 경혈에 뜸을 해보면 하라 박사의 이 주장도 틀리다는 것을 알 수 있게 된다. 경혈의 뜸은 우리 몸의 여러 가지 기능을 조정하거나 병을 회복시켜 소위 전조요법(轉調療法)을 하기 때문이다.

간접구[무흔구]가 이론과는 달리 효과가 적고 거대한 결과를 얻을 수 없기 때문에 직접구를 하는 것이다. 그래서 예로부터 직접구가 수 천년 동안 변함없이 하여 내려온 것이다.

나도 이 방법을 써서 뜸을 세상에 알리면서 내 자신에게도 해왔다. 지금 환자들이 유효무해(有效無害)하다고 대단히 좋아하는 소리가 높아져서 애호가가 날로 늘어만 가는 것으로 보아서 나 자신도 힘이 나고 연구 발전을 거듭하게 하는 것 같다.

누구나 간단하게 할 수 있는 것이 뜸 치료다. 뜸은 누구나 가정에서도 하기 쉬운 치료법으로 옛날부터 가정요법으로서 친히 써내려왔다.

그런데 뜸은 뜸자리가 난다고 하여 경원시 하는 사람이 많아 간접구가 여러 가지 쓰이고 있다. 침과 뜸은 병을 고치고, 고통을 없애기 위한 것이지 멋으로 모양을 내거나 미를 위한 것은 아니다. 그러나 목적을 위하여 직접구를 하여야 하지만 때에 따라서 꼭 필요하다고 할 때에는 간접구를 하기도 한다.

병을 없애는 데는 효과가 더 많은 직접구로 하여야 한다는 것은 말할 필요도 없다. 하나의 의학으로서 병고(病苦)에서의 해방이 목적이므로 뜸자리나 흉터 같은 것을 말하는 환자는 참으로 아픈 환자가 아니기 때문에 뜸까지 할 필요가 없다고 생각하면 될 것이다. 일시적인 흉터를 꺼려서 아픈 고통을 끌어안고 사는 것은 미련한 노릇이다. 진정으로 아파하는 사람은 '뜸자리가 나면 어떻습니까? 요즘 젊은 여성들 치고 아랫배에 흉터 없는 사람이 없다. 그것에 비하면 아무것도 아닌데요' 하며 병이 낫도록 하여 달라는 사람들이 날로 늘어나고 있다. 이렇듯 건강에 관심이 많아지고 뜸에 대한 인식도 크게 나아지고 있다. 이것은 국민들이 우리의 의학을 조금씩 알아가는 현상이므로 다행스럽게 생각한다.

6. 침뜸 제대로 알기

침뜸의 참맛

'침을 놓는다'는 말을 들어도 십리만치 도망가는 사람이 많다. 실제로 주사침과 바느질용 침, 벌침과 같이 침이라고 이름 붙은 것은 거의가 아프다. 사람의 몸 중에서 가장 아픔에 민감한 피부를 찌르기 때문에 아픈 것은 당연하다. 그래서인지 병을 치료하는 침술용 침은 아프지 않다고 아무리 말해도 좀처럼 믿지 않는다. 이것은 침을 맞고 아프다고 하는 것이기보다는 아프다는 말을 들은 공포의 기억이 뿌리 깊이 박혀 있기 때문이다. 재미있게도 침을 찌르는 흉내를 내며 침대롱만 살짝 대어도 아프다고 한다. 침은 아픈 것이라는 선입견 때문에 침을 맞기도 전에 싫어하고 불안해하는 것이다. 그래서 이러한 사람들에게는 침을 놓을 때 난 짓궂은 장난을 한다. 침 대롱으로 내 손에 꼭꼭 눌러 보이며 침놓을 자리를 표하는 것이라고 하며 침을 놓으면 아무 말도 없이 가만히 있는다. 이렇게 침을 놓고 움직이면 표한 자리가 없어지니 가만히 있으라고 하고는 실제 침을 다 놓는다. 그리고 나서 시침이 때며 “이제 침을 맞자”고 하면 무서워서 안 맞는다고 뺀다. 이때 침을 다 맞았다고 하면 “진짜예요”라고 할 정도로 침은 아프지 않다. 오히려 침을 맞고 나서 시원해지기도 한다. 이렇게 하여 침이 생각보다 아프지 않다는 것을 알게 되면 다른 사람에게도 아프지 않다고 말하여 준다. 그토록 무서워하던 사람들은 “이렇게 안 아픈 줄 알았으면 일찍이 치료할 것을” 이라고 후회하기도 한다. 이제 이 사람은 ‘침맛’ 을 알기 시작한 것이다.

뜸도 마찬가지다. 뜸쑥으로 살갗에 불을 갖다 놓았으니 뜨겁기만 할 터인데 ‘뜸맛’ 이라고 하면 이상하게 들릴 것이다. 처음에는 뜨겁게 느끼지만 뜸뜨고 몸이 상쾌해진 것을 경험한 사람은 뜸을 할 때 “시원하다”고 한다. 이게 또한 ‘뜸맛’ 을 알게 된 사람이다. 뜸자리에 붙여 놓은 뜸쑥이 타들어가서 피부에 닿는 순간 열감을 주로한 자극감이 생긴다. 불이므로 그저 뜨겁기만 한 것은 아니다. 찌르는 것과 같은 예리한 뜨거움이 생긴다. 꾹 누르는 아픔과 흡사한 느낌이 되기도 하고 때로는 무엇으로 찌르는 것 같기도 하며 혹은 한 순간 섬뜩한 냉감과 흡사한 느낌이 들기도 한다. 일반적으로 뜸을 하는 순간은 다소 뜨거움을 참고 하게 되지만 뜸이 끝나고 나면 몸 전체가 가벼워진 것 같이 느껴진다. 이 독특한 열감은 뜸자리의 저 깊은 곳까지 파고 들어감과 동시에 말로 표현할 수 없는 기운으로 몸 전체를 한 바퀴 돌려준다. 이 느낌이 바로 뜸맛이다. 침맛과 다른 점은 뜸을 하고 나면 대개 몸이 온온해짐을 느끼게 된다. 이 때 뜸자리 주위를 보면 불그스레하게 되어 있는 것을 볼 수 있다.

'침맛', '뜸맛'을 알기 시작한 사람들은 "여기 침 좀 놔주세요", "여기 뜸 좀 떠주세요", "큰 침으로 놔주세요", "뜸을 몇 장 더 떠 주세요", "더 크게 떠 주세요" 하며 시술자에게 주문이 많아진다. 환자의 요구대로 다 하여 주고 나서 어떠냐고 물어보면 그제서야 "이제 치료한 것 같다"고 한다. 이 쯤 되면 심리적인 만족감을 얻어서인지 정확하게 구별할 수는 없지만 환자가 침뜸의 효과를 느꼈다는 것만큼은 확실하게 알 수 있다.

처음 침뜸 치료를 하러 온 사람은 침 한 구멍 뜸 한 자리라도 덜 하였으면 하지만 얼마 동안 치료하여 침뜸에 익숙해지면 "여기도 아픈데 이런 것도 침으로 나을 수 있나요" 하며 시술을 청하곤 한다. 환자는 '침맛'과 '뜸맛'을 알아가며 병이 낫고 나는 그 맛에 침을 놓고 뜸을 뜬다.

백회에 뜸을 뜨면 안 되는가

얼마 전 모방송에서 침뜸을 가르치는 선생이 “백회에 뜸을 하면 안 된다”고 하여 필자에게 문의하는 환자가 많았다. 백회 뜸의 효능은 옛날부터 전해 내려왔을 뿐만 아니라 내 평생의 임상을 통해 확인하고 이미 오래 전부터 유용하게 써오는 뜸자리이다. 백회에 뜸하면 머리카락이 새로 난다. 머리가 맑아져 집중력이 좋아지니 학생들은 성적도 올라간다. 예전에 백회에 뜸뜨고 서울대학교에 합격했다고 해서 백회 뜸을 서울대학교 뜸이라고도 했다. 침구사 양성제도를 폐지한 후 국민들은 침에 대해 무지해졌다. 공중파 방송조차도 침과 뜸에 대한 잘못된 지식을 전달하게 된 것이다. 그런 걸 보아온 국민들이 제대로 침뜸에 대해 알리가 없다. 다른 보건의료분야에 대한 교양 수준이 크게 향상된데 비하여 침과 뜸에 대해서는 잘못 알고 있는 것이 너무 많다. 예전에는 상식으로 알고 있던 것들조차도 요즈음 사람들은 모르고 있다.

뜸은 크게 떠야 효과가 있는가

대부분 사람들이 뜸은 크고 뜨거워야 효과가 있는 것으로 알고 있다. 그래서 병을 빨리 고치려는 욕심에 이를 악물고 뜨거움을 참아가며 크게 뜨곤 한다. 그러나 이것은 잘못된 상식이다. 뜸을 크게 뜨면 그 열기로 인해 커다란 흉터가 생기고 그 고통을 참느라고 힘을 쓰다보면 오히려 역효과가 날 수도 있기 때문이다. 병마다 그에 따른 적당한 크기, 적당한 열도라야 효과가 있는 것이다. 웬만한 질병은 쌀 반톨 혹은 쌀 한알 크기 정도로면 충분하다.

침뜸 치료 후 물을 만지면 안 되는가

환자로부터 침뜸 치료 후에 "물을 만지면 안 되느냐"는 질문을 받는다. 이것은 예로부터 침 맞고 나서는 "물을 만지면 안 된다"라고 전해져 내려오는 말에서 비롯된 것이다.

이 말의 유래는 옛날 우리나라의 며느리들이 병이 나도 쉬지 못하고 쓰러질 때까지 혹사당하는 것에서 비롯되었다. 이를 안타깝게 여긴 술자가 병든 며느리를 쉬도록 하기 위한 하나의 방편으로서 사정을 알아주지 않는 시어머니에게 '물을 만지면 큰일 난다' 고 한 지혜로운 말로 보아야 할 것이다.

나는 이에 대해 물을 만져도 아무런 탈이 없으니 안심하고 물을 만지라고 말해준다. 병 때문에 찬물을 만지면 안 좋은 경우가 있기는 하지만, "침구멍으로 물이 들어갈 수는 없기 때문에 물을 만져도 탈이 없다"고 말해준다. 만약, 침구멍으로 물이 들어갈 정도라면 계속하여 피나 무엇이 나올 것이기 때문이다. 연구에 의하면 침구멍이 회복되는 시간은 5분이면 된다고 한다. 침을 맞고 집에 돌아가는 시간이면 완전히 회복되리라고 생각되어 물을 만져도 탈이 없으리라고 여겼던 바, 수십년 동안 물을 만져도 괜찮다고 하였고, 역시 탈이 난 적도 없었다.

침뜸 치료 후에는 잘 먹어야 하는가

"선상님! 침뜸 치료 한 다음에는 힘이 빠져서 식보(食補)를 해야 한다는 데 무엇을 먹으면 좋을까요?"하고 묻는 경우가 종종 있다. 그리하여 치료 후에 정말 힘이 빠지는지, 보이지 않는 힘이니 눈으로 확인할 수 없으니 주의 깊게 현상을 관찰하는 길 밖에 없었다. 나 자신부터 관찰하였다. 나는 뜸을 평생을 두고 매일 빠짐없이 뜨고 있다. 침은 몸에 이상이 있어도 하고 없을 때도 하였다. 치료 중에도 그렇고 치료를 하고 나서도 그렇고 힘이 빠지지 않았다. 오히려 치료를 하고 나면 그 느낌이 더 이상 편안하고 좋을 수 없었다. 그래서 더 누워 있고 싶어지는데 이런 것을 두고 힘이 빠진다고 하는 말인 것 같다. 이렇게 나 자신은 힘이 빠진다는 것을 알 수가 없어서 환자들을 주시하였다. 그러나 힘이 빠지는 것이 아니라 오히려 병이 나으면서 힘이 나고 생기가 왕성해지는 것을 보았다. 어떤 팔순 할머니는 증손을 봐주다가 힘이 빠지면 침뜸을 하여야 힘이 난다고 가끔 시술을 받고 가기도 하였다. 이와 같이 힘이 생기는 것은 병으로 힘이 없어지는 것을 없애기 때문일 것이다.

침과 뜸에는 명현(瞑眩)이라는 것이 있다. 이것은 사람과 병에 따라서 침뜸 시술 받고 하루 만에 나타나는 사람이 있는가 하면 3일 또는 5~7일 만에 나타나는 경우도 있다. 그러나 이것은 침뜸 반응으로 몸의 상태가 변하면서 나타나는 하나의 효과증상이지 힘이 빠져서 그런 것은 아니다. 이와 같은 명현현상을 힘이 빠진 것으로 잘못 알고 놀라는 사람들이 있다. 그래서 힘을 보충하려면 잘 먹어야 한다는 말이 생긴 것이 아닌가 한다.

옛날 매운 시집살이 시절에 시어머니들이 며느리 배고픈 사정 모르고 병들어 앓는 며느리를 혹사시키고 배 골리는 것을 보통으로 아는 이가 있어서 의원들이 병든 며느리를 위하여 잘 먹이고 쉬게 해주어야 한다고 하였을지는 모른다. 하지만 어떠한 문헌에도 침뜸치료 후에 잘 먹어야 한다는 말은 없다. 더욱이 영양과잉으로 생긴 비만을 안 먹고 굶으며 안간힘을 다해 다이어트를 하는 이 시대에는 맞는 말이 아니다.

약값은 있어도 침값은 없다?

의원이었던 부친께서는 환자에게 약을 주지 않았다. 약으로 치료해야 할 환자에게는 화제(和劑)만 내주고 약방에서 약을 지어먹게 했다. 부친께서는 '약 만들어 줄 시간 있으면 환자를 더 봐야 한다' 고 입버릇처럼 말씀하셨다. 침뜸과 약을 모두 다루시던 부친 슬하에서 배우고 익힌 내가 약이 아니라 침과 뜸을 선택한 것은 굳이 약을 쓸 필요를 느끼지 못했기 때문이다. 침과 뜸만으로도 병이 잘 나으니 침뜸하기에도 늘 시간이 모자랐다.

덕분에 때로는 산동네 판자촌으로 때로는 거부의 지댁으로 빈부나 지위에 관계없이 불려 다니는 동안 나도 부친처럼 침값이 따로 없게 되었다. 높은 사람이나 있는 사람은 침 값을 두둑하게 주며 체면을 유지했고 없이 사는 사람은 없어서 못 주었다. 침 한 방에 살아났으니 내가 오지 않았어도 살 사람이었다고 우기면 두말없이 돌아섰다. 가끔 대가(代價)가 있을 법한 집에서 말없이 보낼 때에는 괜히 이상한 기분이 들기도 했다. 그럴 때마다 부친의 말씀을 떠올리며 섭섭하게 생각하는 나 자신을 나무랐다.

'그래서 약 값은 있어도 침 값은 없다는 말이 생겼구나!'

'약값은 있어도 침값은 없다' 는 말에는 두 가지 의미가 있다.

첫째, 무한(無限)의 가치라는 뜻이다. 침은 위급한 상황에서 목숨을 구하고 깊고 오랜 병에서 헤어 나오게 해준다. 결국 생명을 구하니 세상에 이만큼 값진 것이 없고 그래서 값어치를 매기기 어렵다는 것이기도 하다는 말이다.

둘째, 침은 원가(原價)가 없다. 탕약을 만들기 위해서는 약초를 캐고 다듬고 정제하는 동안 여러 사람의 날품이 들어가지만 침은 그렇지 않다. 한 번 익히고 나면 그 다음부터는 밑천이 거의 들지 않는다. 옛날에 대침을 쓸 때는 몇 개의 침만 가지면 대를 물려가며 써내려 왔으니 원가가 없다고 보아야 할 것이다. 뜸 하는 데 쓰는 쑥은 우리나라 산야 아무 곳에나 있는 것이어서 또한 큰 원가가 거의 들지 않는다. 이 역시 밑천이 들어가지 않는 일이니 돈벌 궁리 말고 열심히 의술을 펼치라는 경고이다.

나는 '약값은 있어도 침값은 없다' 는 말을 좋아한다. 곱씹으면 곱씹을수록, 나이를 먹으면 먹을수록 진리라고 느낀다. 의원이 병 고치는 목적을 잊지 않게 해주고 물질이 정신을 몰아내지 않게 도와주는 경구(警句)인 '약값은 있어도 침값은 없다' 를 되뇌이며 나는 오늘도 환자를 만난다.

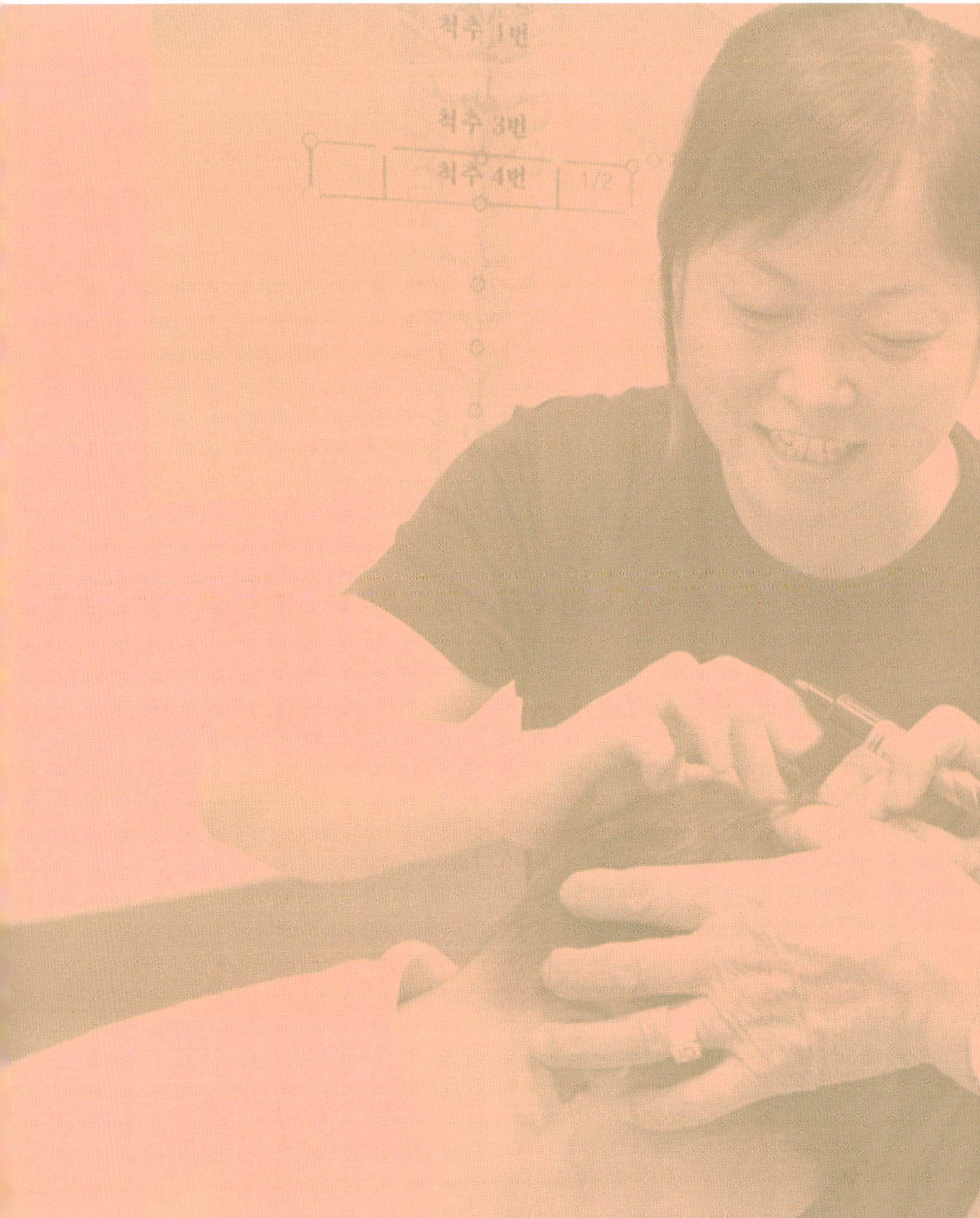
척수 1번
척수 3번
척수 4번
1/2

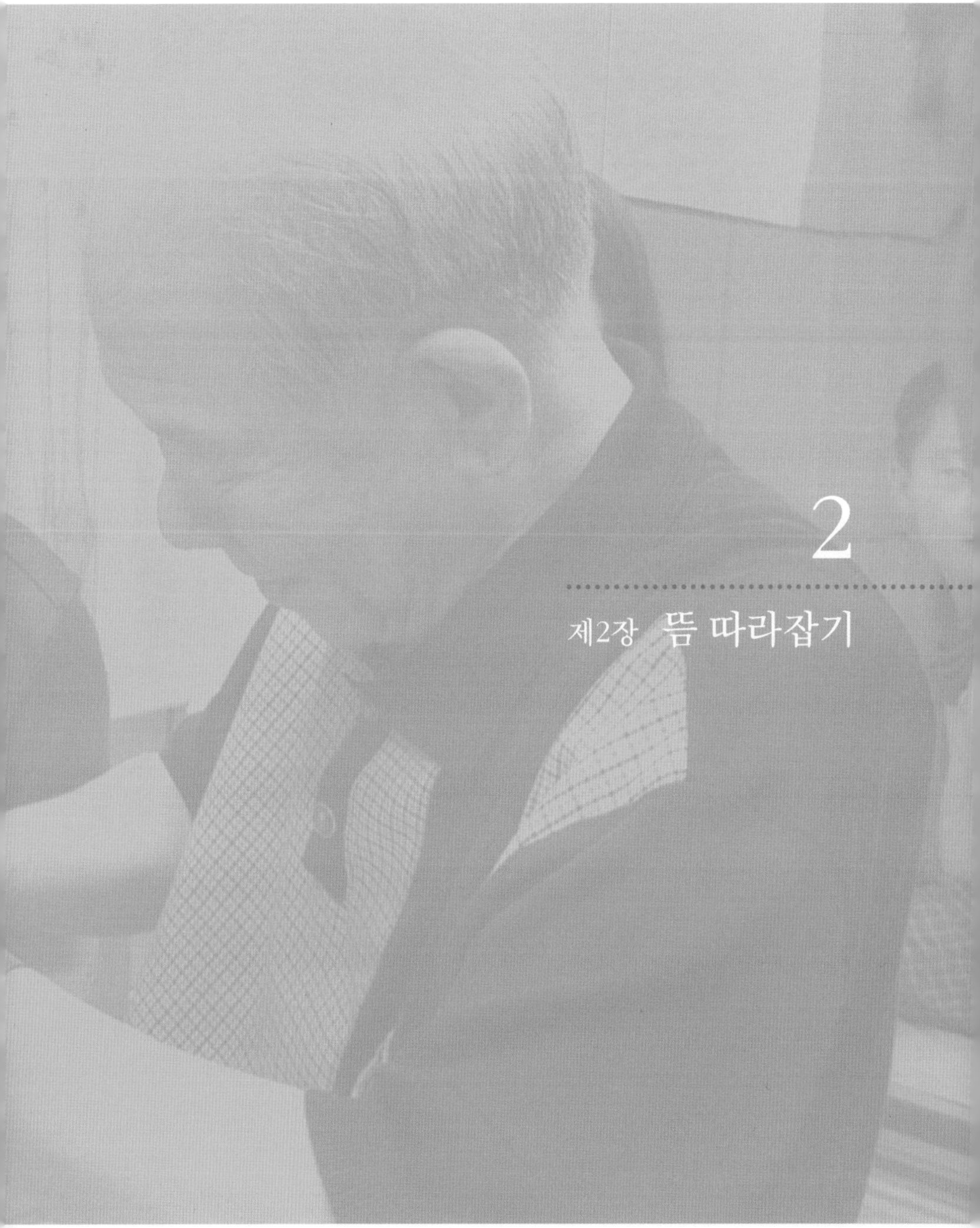

2

제2장 뜸 따라잡기

1. 뜸

뜸의 정의

‘久’ 자는 사람의 다리를 손으로 잡아 오래 움직이지 못하도록 놓아주지 않는 모양을 본떠 만든 글자로 ‘오래다’ 라는 뜻이다. 혹은 병으로 고생하는 사람의 등에 뜸을 뜬다는 모양으로 보기도 한다. ‘火’ 자는 불이 세차게 타오르는 모습을 본뜬 글자로 ‘불’ 이나 ‘타다’ 등의 의미로 사용된다.

뜸[灸]은 火(불 화)와 久(오랠 구)가 만난 글자로 그 의미에서 볼 수 있듯이 아픈 부위를 불[火]로 오랫동안[久] 자극하는 것을 의미한다.

뜸의 재료

뜸은 쑥을 살갗 위에 직접 놓고 태워 약 60~70° 열도의 가벼운 화상으로 경혈을 자극시켜 신체 내부에서 발생하는 특수한 물질을 작용하게 하는 치료법이다. 예로부터 뜸은 3년 이상 묵은 쑥으로 떠야 한다고 했다. 그 이유는 피부에 가장 적당한 60~70° 의 열도를 내는데 3년 이상 묵은 쑥이 가장 알맞기 때문이다. 『맹자(孟子) ; 이루편(離樓篇)』에 '7년 묵은 병에는 3년 묵은 뜸쑥으로 치료해야 한다' 는 말이 있다. 오랜 병에는 3년 묵은 쑥이 좋다는 의미이고 동시에 '만성병에는 뜸이 좋다' 는 것을 말한다.

천하제일의 영초(靈草)인 쑥을 가공해서 만든 미세한 뜸쑥은 다른 재료와 비교하면 인체의 피부나 조직에 대한 손상이 적을 뿐 아니라 상쾌감도 있고 적당한 열 자극을 조직에 잘 침투시킬 수 있는 특성을 지닌다. 그래서 오늘날까지 널리 이용되고 있다.

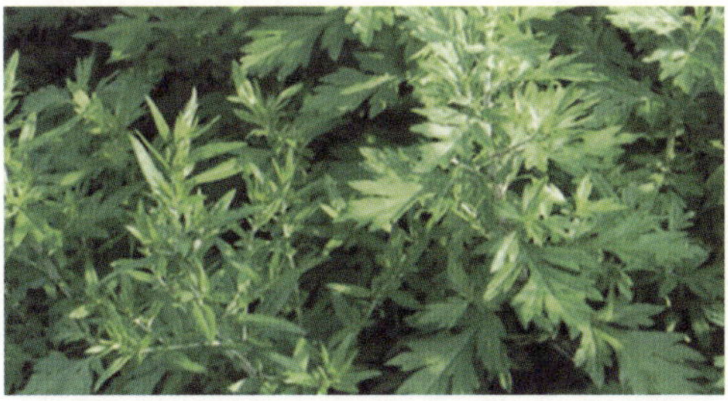

뜸쑥의 재료로 쓰이는 쑥

좋은 뜸쑥 감별하기

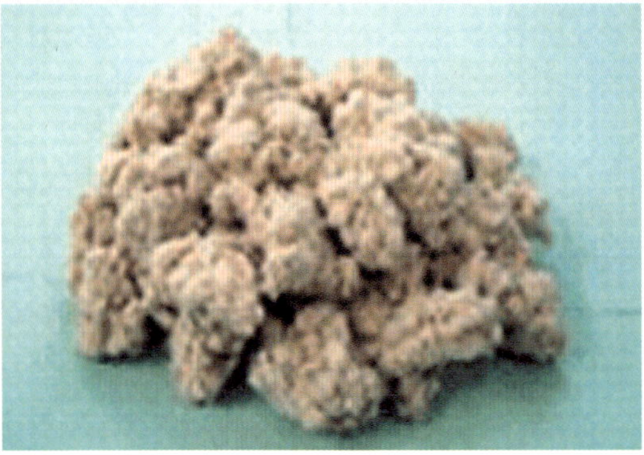

좋은 뜸쑥은 담황색을 띠며 섬유가 가늘고 곱다.

좋은 뜸쑥은 3년 이상 묵은 쑥으로 담황색을 띠며 촉감이 부드럽고 섬유가 가늘고 고우며 잡물이 없이 잘 건조된 것이다. 이런 쑥일수록 연소속도가 빨라 덜 뜨겁고 자극이 온화하다.

나쁜 뜸쑥은 이와 반대로 어두운 잿빛으로 탁하고 윤기가 없다. 이런 뜸쑥은 채취한 지 얼마 안 된 것으로 촉감이 퍽퍽하고 섬유가 굵고 거칠며 잡물이 많이 섞이고 건조가 덜 되어 잘 타지 않아 연소속도가 느리고 자극이 강해 더 뜨겁다.

뜸의 효능

세포 움직임을 활발하게 한다

세포는 우리 몸을 이루고 있는 기본적인 생명단위로 생명 유지에 중요한 역할을 한다. 피부, 근육, 뼈, 신경, 혈관 등 인체 조직을 이루고 있는 모든 것이 다 세포의 모임이다. 몸이 피로하거나 병이 들었다는 것은 세포의 활동이 둔해졌거나 병든 세포가 많아짐을 의미한다.

뜸은 세포의 움직임을 활성화시킨다. 움직임이 둔한 세포에는 활력을 주고 병들었거나 죽은 세포는 체내에서 신속하게 배출시킨다. 몸이 무겁고 찌뿌듯하고 왠지 기운이 없을 때 몇 군데 뜸을 해보라. 전신 각 조직 기능이 활발해지면서 신진대사가 원활해지는 것을 경험할 수 있다.

진통작용

뜸의 탁월한 효과 가운데 하나가 진통작용이다. 묵직한 통증, 짓눌린 듯한 느낌, 불쾌감 등 통증이 있는 부위는 그렇지 않은 부위보다 긴장되어 있는데 뜸을 뜨면 긴장이 완화되면서 통증이 가라앉는다. 이는 국소적인 근육이나 혈관의 긴장을 풀어주어 혈행이 원활해지고 피로물질이나 통증을 유발하는 인자를 분리시켜 버리기 때문이다. 병은 기질적 변화와 기능적 변화를 동반한다. 그 중 기능적 변화는 외부자극에 영향을 받기 쉬운데 뜸은 바로 이러한 외부자극 요법으로 인체의 자동조절장치를 원활하게 하여 증상을 개선시키는 효과가 있는 것이다.

신경기능 및 내장기능 조절

뜨거운 것이 닿으면 순간적으로 손을 떼고 강한 빛이 들어오면 나도 모르게 눈을 감는 신경 반사작용을 현대의학에서는 신경 반사궁이라고 한다. 일종의 회로로 자극을 받으면 느끼고 그에 상응한 반응을 하는 일종의 생명활동이 모두 이 회로에서 나온다. 중추신경계는 물론이고 우리의 의지와 상관없이 최소한의 생명활동을 위해 움직이는 자율신경계 역시 이 회로의 영향을 받는다. 뜸은 이 신경 반사궁에 작용한다. 뜸을 뜨면 '마음이 안정이 된다', '손발 찬 것이 좋아진다', '위염이나 위궤양이 좋아졌다', '소화가 잘 된다' 하는 것은 모두 자율신경계의 기능이 원활해져서 나타난 결과이다. 중추신경계에도 마찬가지이다. 중풍으로 꼼짝 못하던 사람이 뜸을 꾸준히 뜨고 나서 거동을 할 수 있게 된 경우도 왕왕 있다. 뜸으로 마비된 신경이 살아났기 때문이다. 피부에는 내장기관의 움직임을 관할하는 신경이 분포되어 있다. 뜸을 이 지점에 뜨면 신경기능과 내장기능이 조절된다.

혈행 촉진

뜸을 뜨면 뜸자리가 붉게 충혈되는 것을 볼 수 있다. 이것은 해당부위에 혈액이 집중되고 있음을 나타낸다. 만약 어딘가에 혈액이 고여 있으면 그 부분과 멀리 떨어진 자리에 뜸을 떠 혈액이 분산되도록 한다.

심장의 움직임에 있어서도 뜸이 유효하다. 심장은 근육으로 이루어져 있다. 심근의 수축력을 높여서 혈액을 힘있게 전신으로 뿜어내는 역할을 한다. 뜸을 뜨면 이러한 기능이 원활해지면서 전신의 순환기계의 흐름을 촉진시킨다. 혈액순환이 좋지 않아 생기는 수족냉증, 어지러움, 불면증 혹은 다리에 피가 몰려 생기는 하지부종 등에 뜸이 좋은 이유는 바로 뜸이 혈액순환을 개선시키는 기능이 있기 때문이다.

간혹 못이나 티눈 같이 피부가 각질화 되어 조직이 딱딱하게 굳어지는 경우가 있는데 뜸은 이런 각질에도 효과가 있다. 특히 티눈은 보기에는 별 것 아니지만 오래 걸으면 대단히 아프고 잘 뽑히지도 않는다. 이런 티눈 위에 한 번에 30장 이상 뜸을 뜨면 얼마 뒤 딱지와 함께 티눈이 떨어져 나간다. 못이나 티눈은 석회화된 각질이므로 뜸을 떠도 뜨겁지 않아 뜸뜨기도 좋다.

혈액 성분 개선

혈액 속에는 적혈구, 백혈구, 혈소판과 혈장이 들어있다.

뜸을 뜨면 이들 혈액 성분의 조성이 개선된다.

산소를 운반하는 적혈구는 혈액 1㎣속에 남자는 500만개, 여자는 450만개 정도가 들어있다. 뜸을 뜨면 적혈구가 증가하게 되어 혈액 내 산소 함량이 늘어나 혈액이 신선해진다. 식균 작용을 하는 백혈구도 증가한다. 백혈구의 증가는 면역력 향상으로 이어져 각종 염증성 질환은 물론이고 감기, 알레르기 등 면역성 질환을 예방할 수 있다. 혈액은 공기와 접촉하면 굳는 성질[지혈(止血)]이 있다. 이와 같은 지혈작용은 혈소판의 몫이다. 뜸을 뜨면 이 지혈작용이 현저하게 개선된다. 출혈이 있을 때 그 자리에 뜸을 뜨면 금세 지혈이 되는 것도 다 이러한 이유 때문이다.

노폐물과 염증 제거

혈액은 폐를 통해 들어온 산소와 장에서 흡수한 영양소를 세포에 전달한다. 아울러 세포에서 쓰고 난 노폐물과 이산화탄소를 배설기관과 폐로 운반한다. 그래서 혈액순환이 원활하지 못하면 공급과 배출이 순조롭지 못해 인체는 병들게 된다. 뜸을 뜨면 그 주위로 혈액이 모여든다. 그 과정에서 고여 있던 혈액은 자연스럽게 빠져나가고 혈액이 잘 닿지 않는 부위에는 혈액이 공급되면서 혈액순환이 원활해지고 염증이 치유된다.

호르몬의 분비 변화

일평생 차 한 스푼 분량으로 인체를 지배하는 물질이 있다. 바로 호르몬이다. 호르몬의 역할은 성장, 생식, 소화, 대소변 조절, 혈압 조절 등 열거할 수 없을 만큼 다양하다. 이러한 호르몬은 미량이지만 조금이라도 부족하거나 넘칠 경우 인체에 지대한 영향을 미쳐 질병을 유발할 수 있다. 당뇨병이 그렇고, 갑상선 질환이 그렇다. 기관 또는 그 기관과 관련된 부위에 뜸을 뜨면 호르몬 분비량은 저절로 조절되면서 각종 내분비계 질환이 치유된다.

체질개선

뜸을 오래 뜨면 전체적으로 몸 상태가 호전된다. 두통같은 만성 통증이 감소하고 감기나 전염성 질환에 잘 걸리지 않게 되며 알레르기 증상이 대폭 감소하고 질병 상태도 호전된다. 이는 뜸이 몸 상태를 변화시키는 전조(轉調)작용으로 체질이 개선되기 때문이다. 뜸을 오래 뜬 사람들이 공통적으로 하는 말이 있다. 뚱뚱했던 사람은 살이 빠지고 말랐던 사람은 살이 통통하게 오른다. 우울증에 시달렸던 사람은 뜸을 뜨고 기분이 좋아졌다고 한다. 평생을 불면증에 시달렸던 사람도 뜸을 뜨고 잠을 잘 수 있었다고 하고 월경불순과 월경통에 시달리던 사람도 뜸을 하고 나서 좋아졌다고 한다. 뜸을 뜨면 이렇게 눈에 보이지 않게 시달리던 불편함과 고통이 자신도 모르게 사라지는데 이것은 모두 뜸의 전조작용, 다시 말해 체질개선 작용이 뛰어난 덕분이다.

뜸 덜 뜨겁게 뜨기

뜸은 어느정도 뜨거운 것일까? 쌀알 크기 정도의 쑥은 피부위에서 섭씨 약 60도 정도이고, 그 뜨거움은 약 2~3초 동안 지속되며 뜨겁다고 느끼는 순간 끝나고 만다. 이는 1도 정도의 화상으로 피부가 빨간 정도이고 처음 뜸을 뜰 때는 잘 보이지 않을 정도이다.

뜸뜰 때 가장 중요한 것은 '환자가 어떻게 느끼느냐' 하는 것이다. 사람마다, 그 날의 몸 상태에 따라 뜨겁다고 느끼는 기준이 달라질 수 있기 때문에 뜸을 뜰 때는 항상 환자의 반응을 살펴야 한다.

뜸은 '참을 수 있을 만큼'의 뜨거움이 중요하고 가능하면 덜 뜨겁게 떠야 한다. 너무 뜨거워 이렇게 좋은 뜸을 사람들이 꺼려해서 안 뜨면 오히려 더 안 좋다. 뜸이 뜨거울까봐 두려워 난치병으로 인하여 고통을 받으면서도 뜸의 혜택을 입지 못할 때 참으로 안타까운 일이 아닐 수 없다. 그래서 뜸은 뜨거움을 참기도 하여야 하지만 덜 뜨겁게 느끼는 방법 하나를 소개한다. 어떻게든지 뜨거운 감을 적도록 하여 많은 난치병자가 구제될 수 있도록 해 보자.

뜸을 뜰 때 뜨거움을 느끼는 시기는 쑥이 거의 다 타 들어가 불이 꺼지려하는 무렵이다. 이 때에 손가락 세 개 즉, 엄지와 둘째, 셋째 손가락을 삼각으로 벌려서 뜸봉 주위를 살그머니 눌러주는 것이다.

그 이유는 원래 피부감각이라고 하는 것은 피하의 진피 중의 끝인 신경 말단에서 생기는 피부감각기에 의해서 느끼는 것이다. 피부의 어느 부분이건 아프다든가 차다든가 함이 동

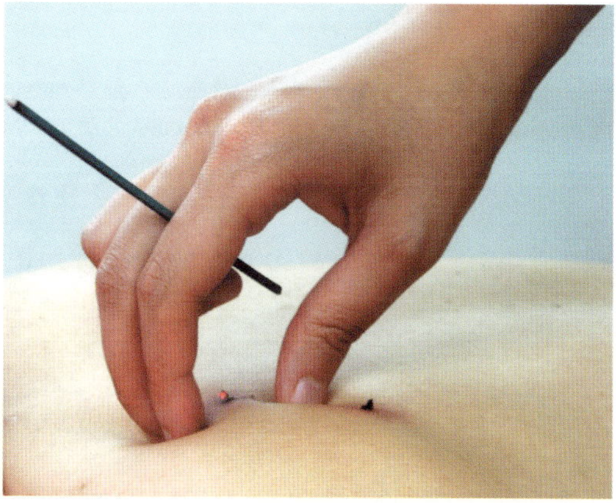

엄지, 둘째, 셋째 손가락을 삼각으로 벌려 뜸봉 주위를 살며시 눌러주면 뜨거운 것을 덜 느끼게 된다.

시에 느껴지는 것이 아니고 통(痛), 촉(觸), 냉(冷), 온(溫) 등의 각기 다른 감각점이 피부표면에 분포되어 있어서 각각 감각을 수용하는 것은 생리학에서 말하는 그대로이다.

그러므로 뜸을 할 때에 쑥이 다 타고 꺼질 무렵에 그 주위를 손가락으로 눌러주면 여러 가지 감각이 혼동되어 뜨거움을 완해하여 줌으로 이 방법을 써서 뜨거운 고통을 적게 하여 주는 것이다.

뜸뜰 때 주의할 점

1. 뜸은 식사를 하듯이 매일 반복해서 뜬다.
2. 뜸쑥은 3년 이상 묵은 쑥을 사용한다.
3. 뜸은 쌀알 반알 크기로 하고, 뜸의 장수는 적은 장수에서 차차 늘려간다.
4. 오랜 기간 뜸을 뜨다보면 뜸자리가 이동할 수 있으니 1주일이나 열흘에 한번씩 뜸자리를 확인한다.
5. 뜸을 할 때에는 타버린 재는 5장(壯)[1]까지는 그대로 그 재위에 쑥을 얹어 뜬다. 5장 이상일 경우 재를 닦지 않고 그대로 하면 뜸자리가 커질 수 있으므로 5장 뜰 때마다 재를 닦아준다.

6. 뜸뜬 뒤 물집이 생기는 경우가 있다. 이것은 질이 안 좋은 뜸쑥을 사용했거나, 뜸봉을 작게 만들기 위해 너무 싹싹 비벼 단단하게 만들었기 때문이다. 물집을 그대로 두어도 되고 침으로 찔러 터트려도 된다. 그냥 물집 위에 바로 뜸하면 자연적으로 몸속으로 흡수되어 물집이 사라진다.
7. 뜸뜬 후 뜸자리에 딱지가 생기면 떼어내지 말고 그대로 두고 그 위에 계속 뜸하면 된다.
8. 뜸을 뜬 후 가려울 경우 걱정하지 말고 계속해서 뜨게 되면 가려움증이 사라지면서 전신 증상이 호전된다.

---

1) 장(壯) : 뜸을 뜨는 횟수를 말한다.
예를 들어, 뜸을 '3장(壯) 뜬다' 라고 하는 것은 뜸 한 덩이씩 3번 올려놓고 뜨는 것을 말한다.
※ 다장(多壯) : 10장 이상을 다장이라 한다. 다장은 한번 시술로 종료하는 치료법이다. 다장 후 7~10일 정도 기다렸다가 증상이 나타나면 다시 시술한다. 티눈의 경우, 티눈이 자라는 기간이 대략 한달 정도이므로 다장 후 한 달 정도 있다가 경과를 보고 다시 뜬다.

2. 무극보양뜸

무극보양뜸은 8개 경혈 12자리(여성은 13자리)에 쌀알 반 톨 크기[반미립대(半米粒大)]로 매일 한 자리에 3~5장씩 뜸을 뜨는 뜸법으로 병이 있어도 병이 없어도 누구나 사용할 수 있는 생활양생법이다.

무극보양뜸 의의

무극보양(無極保養)뜸은 구당 침뜸의 핵심으로 기혈과 음양오행의 평형 원리에 따라 창안된 뜸요법이다. 무극보양뜸은 옛 의서(醫書)에 기록된 거의 모든 뜸술을 20여년의 임상을 통해 거듭 검증하여 창안된 뒤, 40여 년간 수많은 환자들을 통해 그 효능이 입증된 뜸요법이다. 무극보양뜸은 어느 누구나 어떤 질병에도 쓸 수 있는 모든 사람의 의술이다. 병을 치료하는 치료법이고 병을 예방하는 예방법이다. 따라서 병이 있어도 병이 없어도 무극보양뜸은 필요하다.

무극

무극(無極)이라는 의미는 우주의 생성과 운행의 원리를 의미하는 태극 이전의 보다 근원적이고 광대한 상태를 나타내는 사유개념이다. 이것은 무극보양뜸의 놀라운 임상효과를 의미하기도 하지만 무극보양뜸이 가지는 간편함으로 많은 사람들에게 베풀 수 있는 진정한 인술임을 의미하기도 한다.

보양

사람들이 병에 걸리면 잘 먹지를 못해 병마와 싸워 이길 힘이 없어서 병이 악화되는 경우가 많다. 병 때문에 죽는 것이 아니라 먹지 못해 죽는 것이라 볼 수 있다. 그래서 무극보양뜸은 잘 먹고 잘 소화하는데 근본 목적을 두고 있다. 보양(保養)은 이렇게 음식물을 잘 섭취하고 소화시켜서 자양분을 기르는 것이 건강의 기본이자 으뜸이라는 개념이다.

무극보양뜸 구성원리

사람은 병으로 죽는 것이 아니라 소화 흡수 기능 이상에서

오는 영양부족으로 죽는다. 즉, 몸의 중심을 튼튼하게 유지하는 것은 잘 먹고 소화시키는 것에 있다. 침뜸의학은 이렇게 잘 먹고 잘 소화시키는 기능을 오장육부 중 비위(脾胃)라는 장부에서 관장한다고 말한다. 비위가 튼튼하여 음식을 잘 먹고 잘 소화시키면 절로 활력이 생기니 그것이 바로 건강이다. 예로부터, 삼쾌(三快)라고 하여 "잘 먹고 잘 자고 잘 싸는 것"이 건강의 척도라고 하였다. 여기에서도 가장 먼저 강조되는 부분 역시 "잘 먹는 것" 이다.

무극보양뜸 중 중완(中脘), 곡지(曲池), 족삼리(足三里)는 모두 비위를 보양하는 혈자리이다.

그 외에 나머지 다섯 가지 경혈은 오장육부 나머지 장부를 보양한다.

생명과 생식의 근원인 신장 기능을 강화하는데 아랫배의 기해(氣海)와 관원(關元), 호흡기의 기능을 강화하는데 폐유(肺兪), 심장의 기능을 강화하고 몸 속 깊은 병을 치료하는데 고황(膏肓), 심장은 마음을 주관한다고 하여 심신의 기능을 강화시키는 백회(百會)를 각각 사용한다.

여성의 경우, 기해와 관원 대신에 중극(中極)과 수도(水道)를 사용한다. 여성은 월경을 하는 생리적인 특성을 갖고 있다. 월경은 액체, 물이다. 그러므로 "물 수(水)" 자(字)가 들어가는 자리인 수도와 방광의 모혈(募穴)로서 이뇨작용을 돕고 자궁기능에 관계되는 중극을 사용한다.

또한 무극보양뜸에는 음양오행사상이 그대로 녹아 있다.

몸통은 음이요, 팔은 양이요, 팔이 양이라면 다리는 음이요, 복부가 음이라면 등쪽은 양이요, 좌측이 양이면 우측은 음이다. 무극보양뜸은 이러한 이치로 상하·전후·좌우로 서로 경혈을 배합하여 음양의 평형을 이루고자 하였다. 음에 위치한 아랫배 하단전에서 기해, 관원으로 우리 몸의 기가 농축된 정기를 저장케하고 양에 위치한 상부의 등의 폐유, 고황으로 심장과 폐의 기능을 활성화시켜 전신에 기와 혈을 골고루 뿌려주게 한다. 좌우의 곡지와 족삼리는 좌우 음양을 조절하는 배합이요, 팔의 곡지와 다리의 족삼리는 상하 음양을 조절하는 배합이다.

오행의 이론에서 보면 중앙의 토를 관장하는 중완을 중심으로 좌우 사방으로 뻗어나간 팔다리의 곡지와 족삼리는 목·화·금·수의 작용으로 볼 수 있다. 또한 모든 양의 근본인 팔다리의 활성화는 몸통의 상하·좌우에 있는 목·화·금·수에 해당하는 오장의 간·심·폐·신의 기능이 원활히 이루어지도록 도와주고 있는 것이다. 우리 몸은 정신과 육체가 분리될 수 없는 존재다. 정신의 사령탑인 뇌가 아프면 육체가 병드는 것은 당연하다. 그러므로 머리의 모든 양기(陽氣)가 모이는 백회를 사용하였다.

〈무극보양뜸 전면〉

골도분촌법-정면

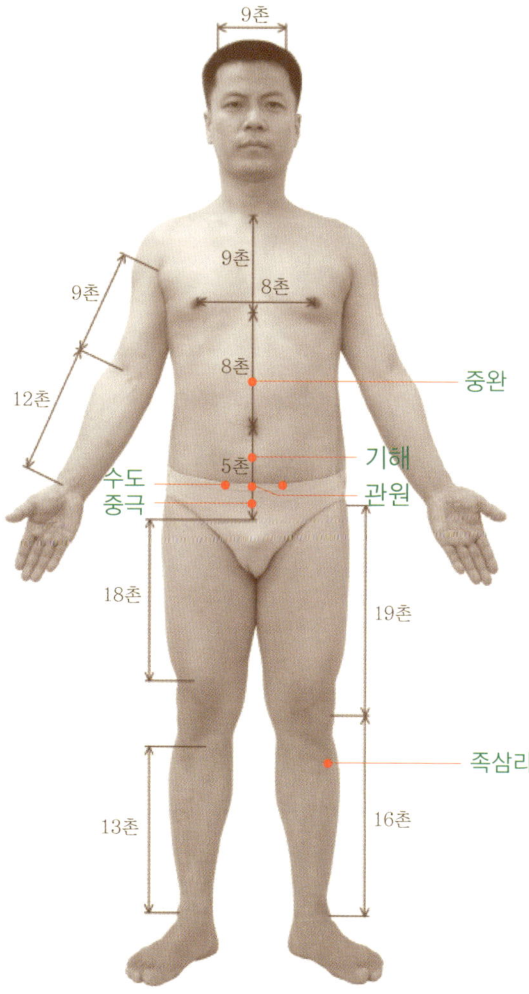

무극보양뜸 8자리 중에서 누워서 뜸을 뜰 수 있는 뜸자리

: 중완, 족삼리, 기해, 관원 (여성은 수도, 중극)

〈무극보양뜸 후면〉

골도분촌법-측면/배면

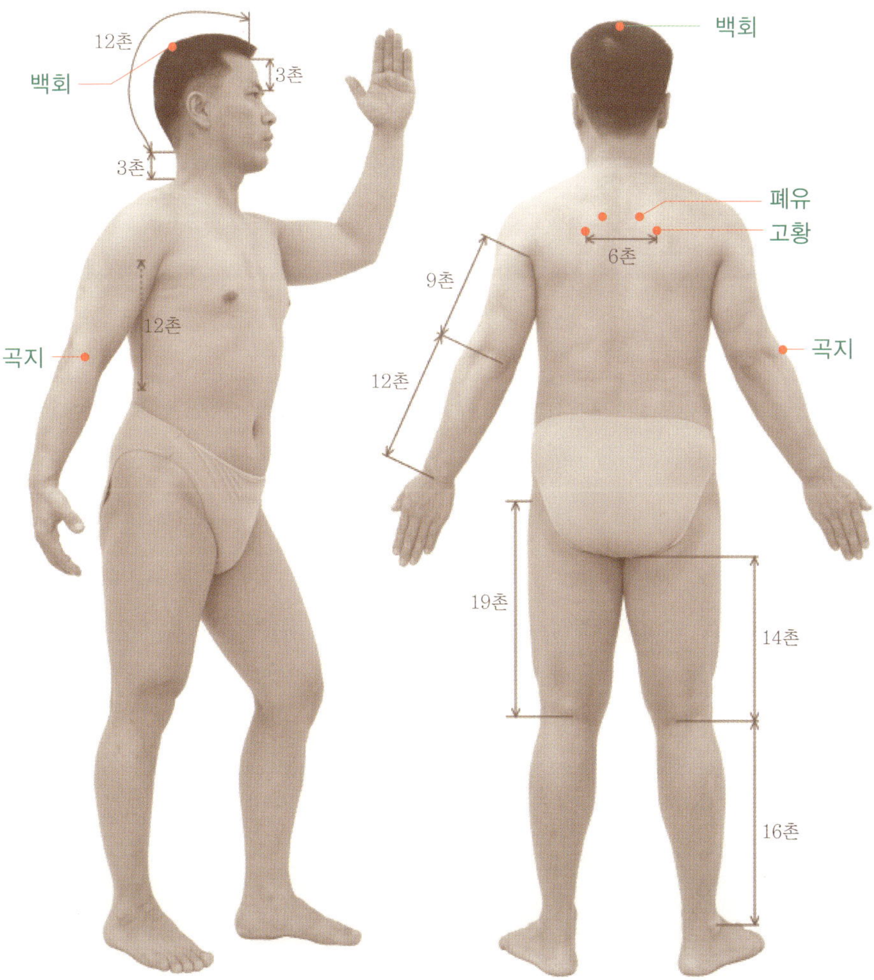

무극보양뜸 8자리 중에서 엎드려서 뜸을 뜰 수 있는 뜸자리

: 백회, 폐유, 고황, 곡지

무극보양뜸 자리잡기

무극보양뜸은 나의 60여년간 임상경험으로 완성한 쑥뜸요법이다. 모든 만성병을 치료하고 예방하는 뜸요법이라고 자신있게 말할 수 있다. 매일 뜸을 하면 몸에 원기를 북돋아 주고 저항력을 길러주므로 저절로 치료와 예방이 된다. 이제부터라도 우리 국민 모두가 무극보양뜸을 생활화하여 병을 모르고 살기를 바라는 마음이 간절하다.

위에서 이미 언급한 바와 같이 무극보양뜸은 모두 8개의 경혈을 뜸자리로 잡는다. 즉, 족삼리 · 곡지 · 중완 · 기해 · 관원(여성은 기해 · 관원 대신 중극 · 수도) · 폐유 · 고황 · 백회를 잡는다. 아래의 내용을 보면서 이들 무극보양뜸자리를 잡아보자.

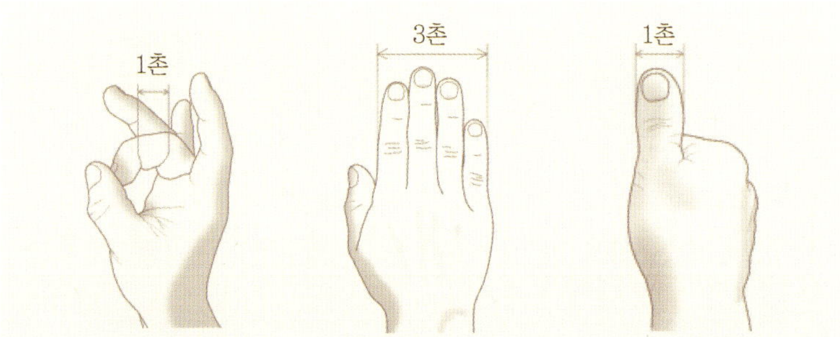

손가락 동신촌법(同身寸法)이란 환자본인의 손가락을 기준으로 분촌(分寸)을 정하여 경혈을 취하는 근거로 삼는 방법이다

1) 족삼리(足三里)

족삼리(足三里)혈은 장수하는데 제일 좋은 뜸자리로 알려져 있다. 족삼리 뜸은 몸 전체적으로 치료와 예방을 위한 보건뜸으로서 탁월한 효과가 임상적으로 증명되었다.

위로 올라간 기(氣)를 밑으로 끌어내려 다리의 힘을 강하게 하는 무병장수혈로 신경통, 소화불량, 위경련, 변비, 고혈압, 반신불수를 치료한다.

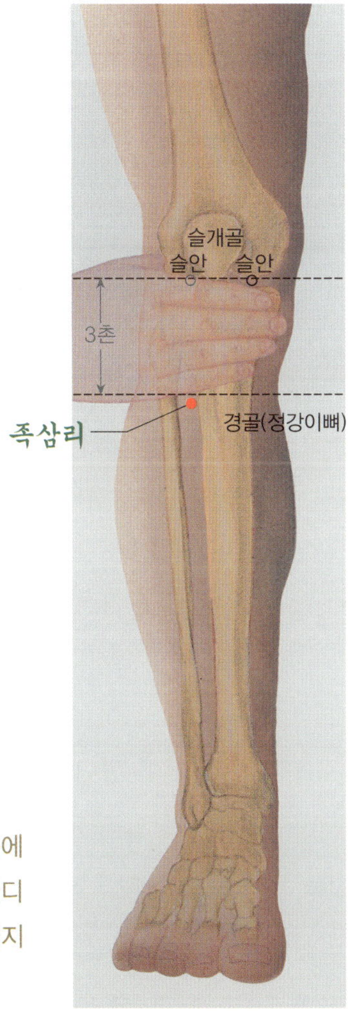

▶ 자리잡기 : 무릎 바깥쪽 오목한 곳에서 정강이뼈 아래로 손가락 네 마디(3촌*) 내려간 지점에서 밖으로 엄지손가락 폭 정도(1촌*) 나간 지점.

* 1촌(寸) : 자신의 엄지손가락 폭 정도를 말한다. 〈손가락 동신촌법 66쪽 참조〉

2) 곡지(曲池)

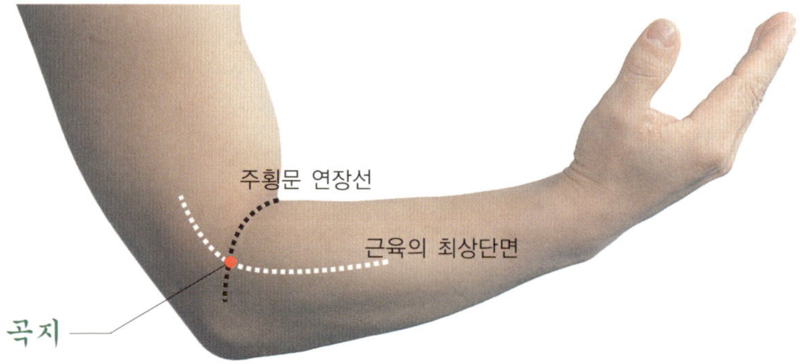

▶ 자리잡기 : 팔굽 안쪽의 가로무늬 줄(주횡문)과 손등을 위로 향하도록 팔을 뻗었을 때 근육이 가장 높이 솟아오른 세로선이 십자(十字)로 만나는 지점.

평소의 건강을 유지하기 위해서는 앞에서 말한 족삼리 뜸 이외에 곡지(曲池)를 빼놓을 수 없다.

곡지의 뜸은 고혈압, 당뇨, 중풍 등 성인병 예방에 필수적이다. 고혈압은 거의 정상 혈압이 되고 설사 정상혈압으로 내려가지 않는다 해도 콜레스테롤 수치가 내려가고 혈관에 쌓인 지방이 깨끗이 없어져 중풍을 자연히 예방하게 된다. 그 밖에 두통, 변비, 피부병, 상박신경통 등 다양한 질병에 효과가 있다.

3) 중완(中脘)

기골(岐骨)[1]과 배꼽 중앙을 연결한 선의 가운데가 되는 지점이 중완(中脘) 혈이다.〈중완 자리잡기 70쪽 참조〉

흔히들 양기(陽氣)가 좋아야 한다고 말하는데 양기란 기운을 만들어 내는 신진작용을 말한다. 위(胃)가 속한 육부(六腑)[2]는 오장(五臟)[3]에 대비하여 양(陽)에 속하며 음식물을 담아내고 그 대사물질을 전달하고 내보내는 대사작용을 담당한다. 중완 혈은 위장(胃腸)의 중앙이며 육부의 정기(精氣)가 집합하는 곳이다. 그래서 신진작용 위 주머니의 가운데인 중완을 무극보양뜸의 주요혈로 정하였다.

중완에 뜸하면 소화불량, 사지무력, 위경련, 위궤양, 위하수, 설사, 변비, 구토, 식욕부진, 고혈압을 치료한다.

---

1) 기골(岐骨) : 두 뼈가 갈라지는 곳. 예를 들면, 엄지손가락과 둘째손가락이 만나는 살 많은 데를 가리키기도 하는데 여기서는 가슴뼈 아래쪽 끝과 좌우 갈비뼈 연골이 갈라지는 곳을 가리킨다.(岐:갈림길 기)

2) 육부(六腑) : 위장(胃腸)과 대장(大腸), 소장(小腸), 담(膽), 삼초(三焦), 방광(膀胱)을 통틀어 이르는 말이다.

3) 오장(五臟) : 다섯 가지 내장을 통틀어 이르는 말. 곧, 간장(肝臟), 심장(心臟), 비장(脾臟), 폐장(肺臟), 신장(腎臟).

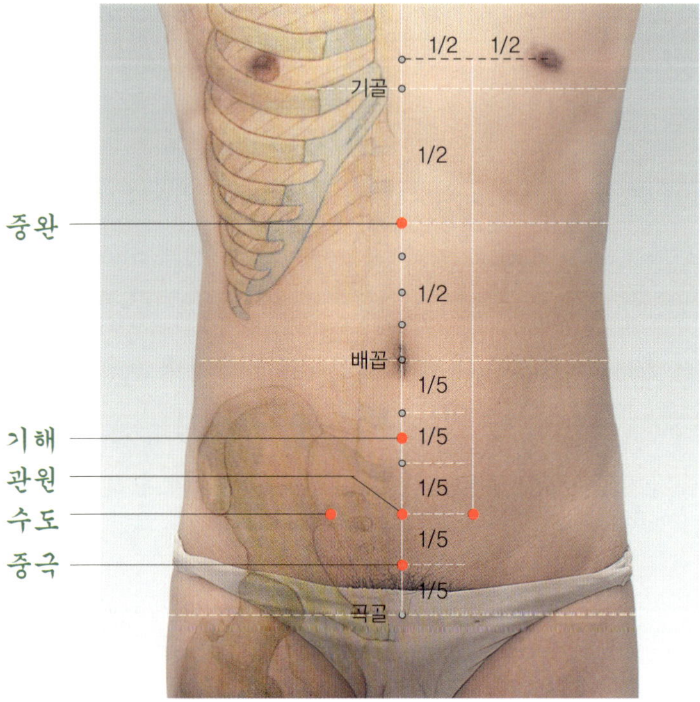

〈 중완, 기해, 관원, 중극, 수도 〉

▶ 중완 자리잡기 : 배에서 가슴으로 더듬어 올라가면 양쪽 갈비뼈가 만나 쏙 들어간 곳(기골)을 만날 수 있다. 이곳과 배꼽의 중앙을 연결한 선의 중간점이 중완이다.

▶ 기해, 관원 자리잡기(남자) : 배꼽의 중앙과 불두덩뼈(치골) 위를 잇는 선을 5등분한다. 빼꼽 아래로 1.5/5점이 기해, 3/5점이 관원이다. 남자는 기해와 관원을 무극보양뜸 자리로 정한다.

▶ 중극, 수도 자리잡기(여자) : 여성은 기해와 관원 대신에 중극과 수도를 활용한다. 배꼽 아래로 4/5점이 중극, 관원 양옆으로 2寸(젖꼭지 정중앙을 따라 내려온 선과 배꼽 사이가 4寸이고 그 절반을 잡는다)이 수도이다.

4-1) 기해(氣海) / 남자의 경우

배꼽의 중앙과 불두덩뼈(치골) 중앙을 잇는 연결선을 5등분 한 후, 배꼽 아래로 1칸 반을 내려간 지점이다.〈기해 자리잡기 70쪽 참조〉

기해(氣海)는 글자 그대로 원기(元氣)의 바다이다. 단전(丹田)이라고도 한다. 기해에 뜸하면 자양강장, 생식기 질환, 장질환, 신장질환에 효과가 있다.

4-2) 관원(關元) / 남자의 경우

배꼽의 중앙과 불두덩뼈(치골) 중앙을 잇는 연결선을 5등분 한 후, 배꼽 아래로 3칸을 내려간 지점이다.〈관원 자리잡기 70쪽 참조〉

관원(關元) 혈은 선천의 기운을 북돋는 자리로 삼단전(三丹田)[1] 중의 하나라고 하였다. 이곳에 뜸을 하면 조루, 양기부족, 유정, 발기부전, 비뇨생식기 질환을 치료한다. 관원(關元)에다 원기의 바다인 기해(氣海)를 더하여 뜸을 하면 효과가 확실하다.

---

1) 삼단전(三丹田) : 상(上) · 중(中) · 하(下)의 세 단전, 곧 뇌 · 심장 · 배꼽 아래의 단전을 이른다.

5-1) 중극(中極) / 여자의 경우

여성은 기해와 관원 대신에 중극(中極)과 수도(水道)를 활용한다.

중극(中極) 혈은 인체 내부의 수액(水液)을 저장하는 방광이 가깝고 방광의 기가 모이는 곳이며 여자의 정(精)의 근원인 자궁(子宮) 위에 자리잡고 있다. 중극은 배꼽 중앙과 치골(불두덩뼈) 사이를 5등분했을 때 밑에서 1/5 지점이다. 〈중극 자리잡기 70쪽 참조〉

이 자리에 뜸을 하면 방광의 기능을 도와 이뇨작용을 좋게 하며 자궁을 따듯하게 하고 월경을 고르게 한다. 방광질환, 신장질환 등의 비뇨기 질환, 골반염, 월경통, 대하, 자궁물혹 등의 생식기계 질환에 효과가 크다.

5-2) 수도(水道) / 여자의 경우

이 혈(穴)은 월경이나 소변이 지나는 길로 물의 길이라는 의미로 수도(水道)라 하였다. 방광의 상부에 위치하고 체내의 수액(水液)을 다스리는 효능이 있다.

배꼽중앙에서 치골 사이를 5등분했을 때 배꼽에서 3/5 지점에서 옆으로 2촌 나간 곳이다. (2촌 : 양 유두 사이를 4등분했을 때 1/4에 해당하는 너비) 〈수도 자리잡기 70쪽 참조〉

배뇨곤란(排尿困難)과 각종 부종(浮腫)[1]을 치료하며 월경불순, 냉·염증, 불임, 자궁근종 등 산부인과 질환에 효과가 좋기 때문에 중극(中極)혈과 아울러 부인에게는 꼭 써주는 자리이다.

---

1) 부종(浮腫) : 몸의 전체 또는 일부가 붓는 증상. 부증(浮症).
보통 체내에 수분 이상으로 조직액이 축적된 상태이다. 심장에 문제가 있으면 주로 얼굴이 붓고 신장에 문제가 있으면 주로 다리가 붓는다. 위장에 문제가 있으면 얼굴과 손이 동시에 붓는 경향이 있다.

6) 폐유(肺兪)

폐유(肺兪) 혈은 등에 있다. 몸의 중앙인 흉추에서 약간 옆에 좌우 한 개씩 있다.〈폐유 자리잡기 75쪽 참조〉

고서에서 말하기를 사람이 늙으면 제일 먼저 이 근처가 뻣뻣하고 가렵고 찬바람이 나고 답답하기도 하여 신경통이 쉽게 생기는 곳으로서 등갈퀴로 긁기도 하고 두들기기도 한다고 했는데 나이가 들면 제일 먼저 노쇠함을 알리는 곳이 바로 이곳 폐유이다. 폐의 기를 잘 통하게 하는 자리로 이 곳에 뜸을 하면 폐결핵, 폐렴, 기관지염, 천식 등 각종 폐질환을 치료하고 피부질환이나 소화불량에 좋다.

7) 고황(膏肓)

제 4흉추 아래 오목한 곳에서 옆으로 나가 견갑골 모서리와 만나는 지점이다.〈고황 자리잡기 75쪽 참조〉

고(膏)는 심장부위를 황(肓)은 가슴의 얇은 막을 말한다. 폐, 심장, 늑막의 병을 총괄하여 고황병이라고 했다. 고황에 뜸을 하면 폐결핵, 기관지염, 신경쇠약, 늑막염, 소화불량에 좋다.

폐유혈과 함께 항상 뜸을 하면 무병장수한다고 한다.

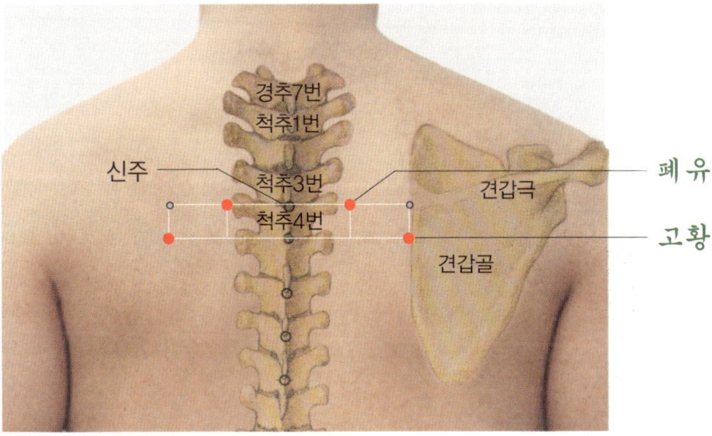

〈 폐유,고황 〉

▶ 폐유 자리잡기 : 고개를 약간 숙이고 등 뒤 목 밑을 보면 툭 튀어나온 뼈가 있는데 이것이 제 7경추이다. 아래로 계속해 흉추가 이어지는데 손가락으로 눌러 더듬어 제 3흉추와 제 4흉추 사이에 쏙 들어간 곳을 찾아 신주(身柱)혈로 정한다. 폐유는 이 신주 양옆에 있는데 견갑골(날개뼈) 모서리와의 중간에서 취한다.

▶ 고황 자리잡기 : 고황은 제 4흉추와 제 5흉추 사이 쏙 들어간 곳에서 양옆으로 견갑골 모서리에서 취한다.

8) 백회(百會)

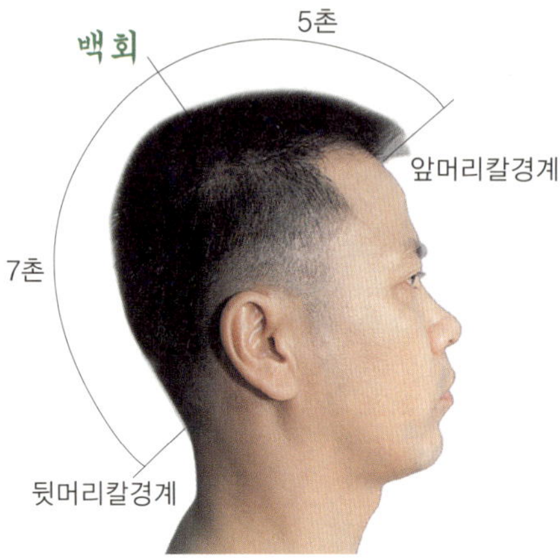

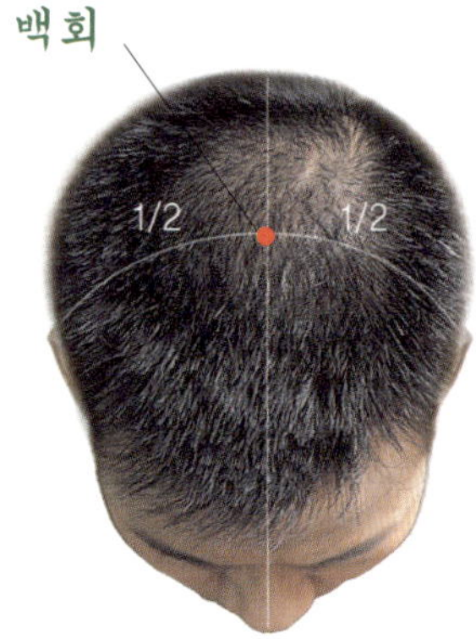

▶ 자리잡기 : 양쪽 귓구멍에서 머리 위로 이어올린 가상선을 긋고 코 위로 인체의 중앙선을 그어 두 선이 십자로 교차한 점이 백회이다. 즉, 앞머리칼 경계와 뒷머리칼 경계를 이은 선을 12등분했을 때 앞 5/12에 해당한다.

백회(百會) 혈은 머리 정수리에 있다. 백가지 맥이 모이는 곳이라는 의미로 백회(百會)이다. 몸의 양기를 고르게 하는 중요한 자리이며 양기의 최고점이라고 한다.

백회의 뜸은 일체의 뇌질환에 효과가 있고 만성 두통에는 특효하다. 혈압을 내리며 이명, 어지럼증, 신경쇠약에 큰 효과가 있으며 치매예방, 중풍, 건망증, 코막힘, 치질에도 효과가 있다.

뜸자리의 가감

무극보양뜸을 꾸준히 뜨면 잘 먹고 잘 소화하여 건강을 유지할 수 있다. 여기에 사람마다 가진 병증과 신체의 상태에 따라 약간의 가감이 필요하다.

어린아이는 뜸자리가 많을 필요가 없다. 기가 활발한 청년의 경우엔 8자리를 다할 필요도 없다. 그러나 40대이상의 장년층은 무극보양뜸을 기본으로 하고 신유(腎兪)를 추가해야 한다.

무극보양뜸은 상황에 따라 응용이 가능한 열려있는 요법이다. (자세한 사항은 정통침뜸교육원 교재 참고)

뜸을 하는 방법

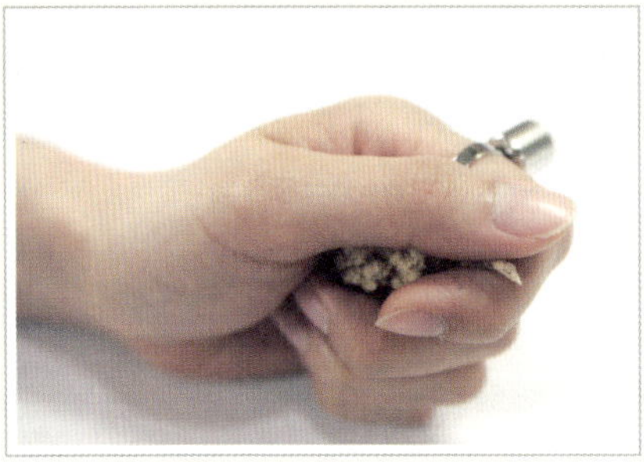

① 왼손을 그림과 같이하고 엄지와 검지 사이에 소량의 뜸쑥을 놓고 엄지의 힘을 빼고 살살 굴려 쑥을 길게 늘린다.

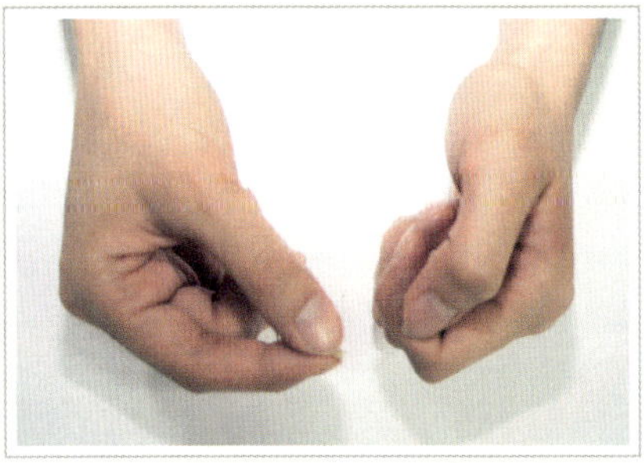

② 〈①〉의 늘어난 뜸쑥을 오른손 임지와 검지로 살짝 십어 쌀 반알 크기 혹은 쌀알 크기만큼 조금 떼어낸다.

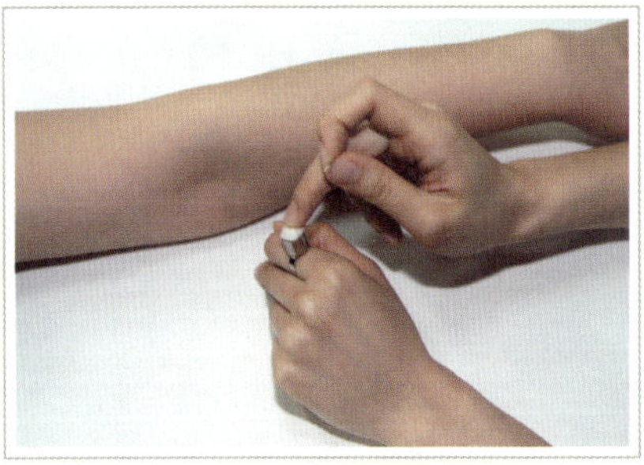

③ 중지(소지)로 뜸반지에서 물기를 찍는다. ※ 뜸반지가 없을 경우 솜에 물을 묻혀 사용해도 된다.

☞ 뜸은 보통 한 자리에 다섯장씩 하는데 둘째 장부터는 ③·④의 과정을 생략하고 첫 장에 타고 남은 재 위에 뜸봉을 살짝 올려붙이면 잘 붙는다.

④ 물 묻은 중지(소지)로 해당 뜸자리에 물기를 묻힌다.

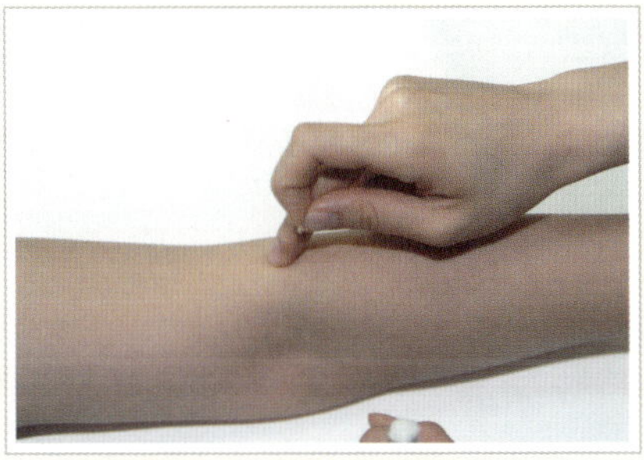

⑤ 〈②〉에서 때어낸 뜸봉을 물이 묻은 뜸자리에 올려놓는다.

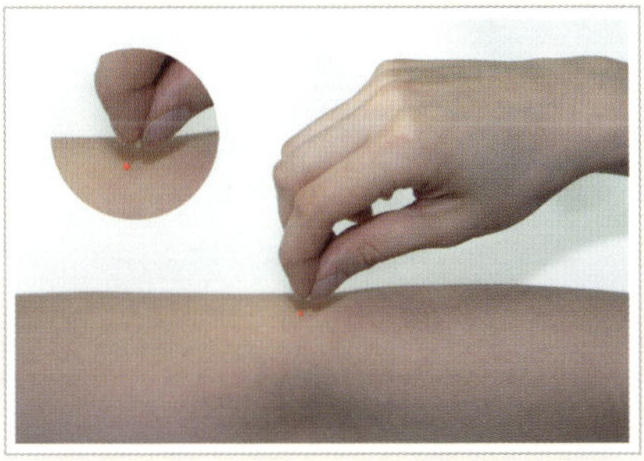

⑥ 타고 있는 선향으로 뜸봉 끝에 살짝 불을 붙인다.

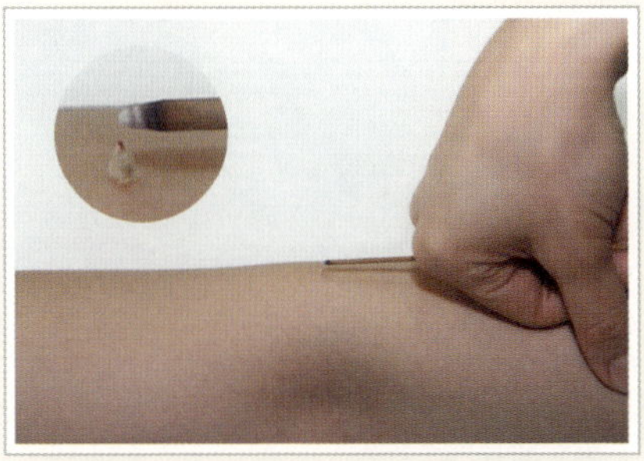

3. 생활침뜸 따라하기

뜸으로 다지는 여성 건강

여성 질환의 대부분은 말로서는 표현하지 못하고 말하자니 설명할 길 없는 특성을 갖고 있다. 또한 현대의학에서도 뾰족한 수가 없는 것이 대부분이다.

뜸은 이러한 여성 질환에 탁월한 효과를 발휘한다. 피부 노화방지와 활력증진은 물론 여성을 더욱 여성답게 해준다. 특히 월경불순, 생리통, 갱년기 장애, 자궁내막염, 냉대하, 난소염, 난소종양, 자궁근종, 요실금 등의 질환에 뜸은 큰 효과를 갖고 있다.

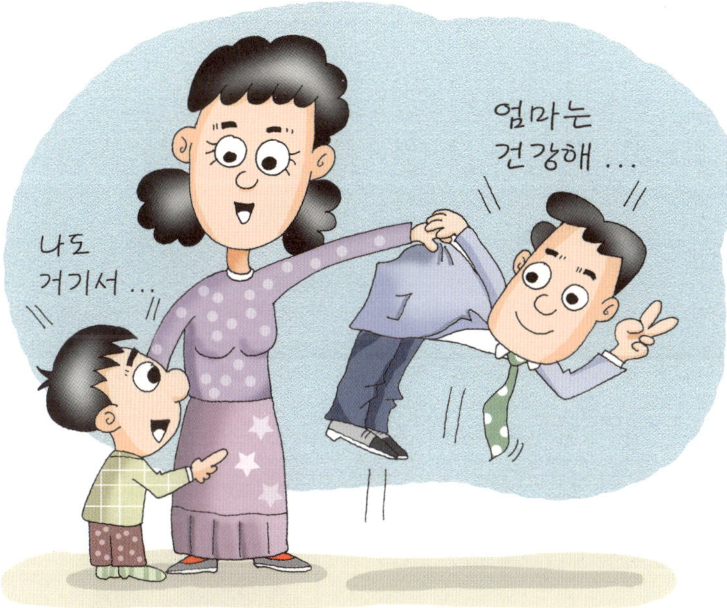

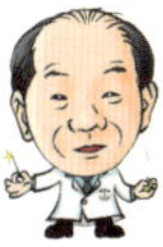

여성에겐 자궁이 생명입니다.

무극보양뜸의 중극(中極), 수도(水道)와 삼음교(三陰交)는 여성의 자궁에 아주 좋은 자리로 꾸준히 뜸을 뜨면 자궁이 튼튼해져 전신이 건강해집니다. 피부와 머릿결도 아주 매끄러워집니다.

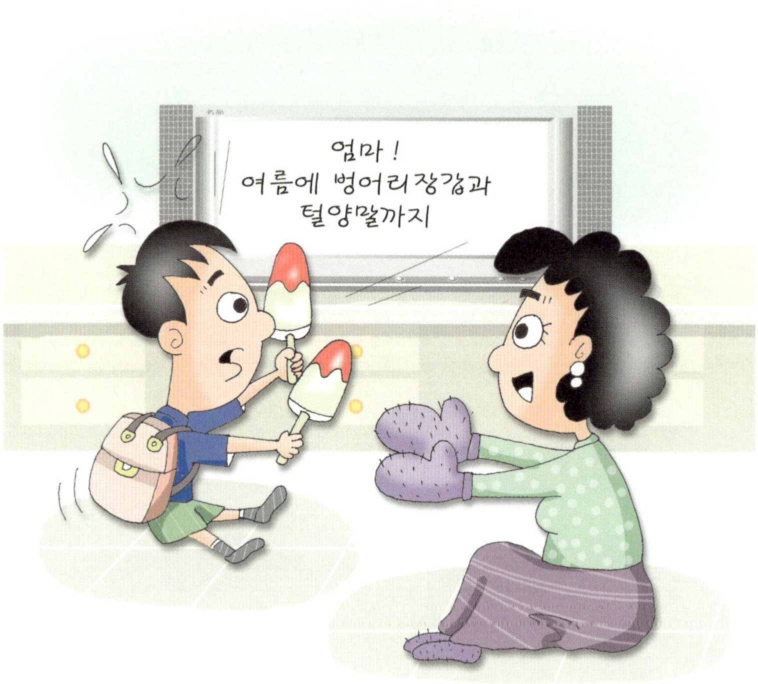

손발시림

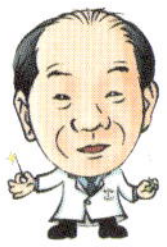

여름에도 발바닥이 시릴 정도로 냉한 경우 용천에 손바닥이 시린 것에는 노궁에 뜸을 떠 보세요. 일반적으로 손발시린 사람은 대개 몸이 허약한 사람입니다. 원인을 찾아 꾸준히 뜸하세요.

노궁(勞宮)

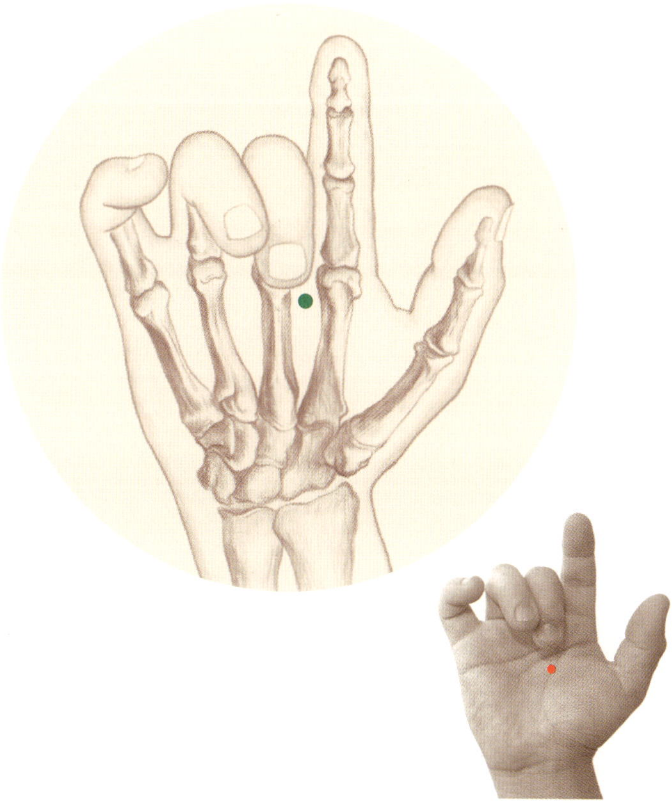

▷ 자리잡기

손바닥의 2지와 3지 사이로 주먹을 살짝 쥐면 중지끝이 닿는 지점.

▷ 효과

손바닥이 시리거나 반대로 땀이 많을 때 모두 노궁에 오래 뜸하면 좋아진다. 각성, 뇌충혈, 구강염, 코피, 피로회복, 중풍에 사용한다.

용천(湧泉)

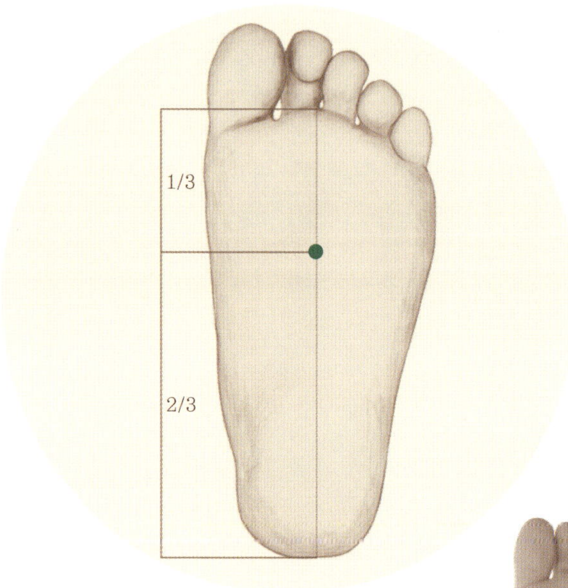

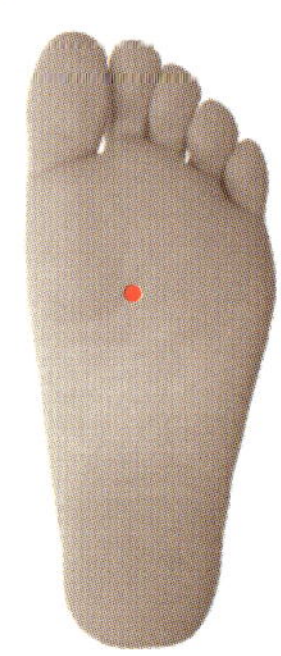

▷ **자리잡기**

발가락을 뺀 발다닥 길이를 삼등분 해 위에서 1/3지점의 오목한 중심부.

▷ **효과**

발바닥이 시리거나 열이 나는데 용천에 뜸하면 좋다. 실신, 심장병, 하복냉증, 불임증, 황달, 당뇨, 족심열에 사용된다.

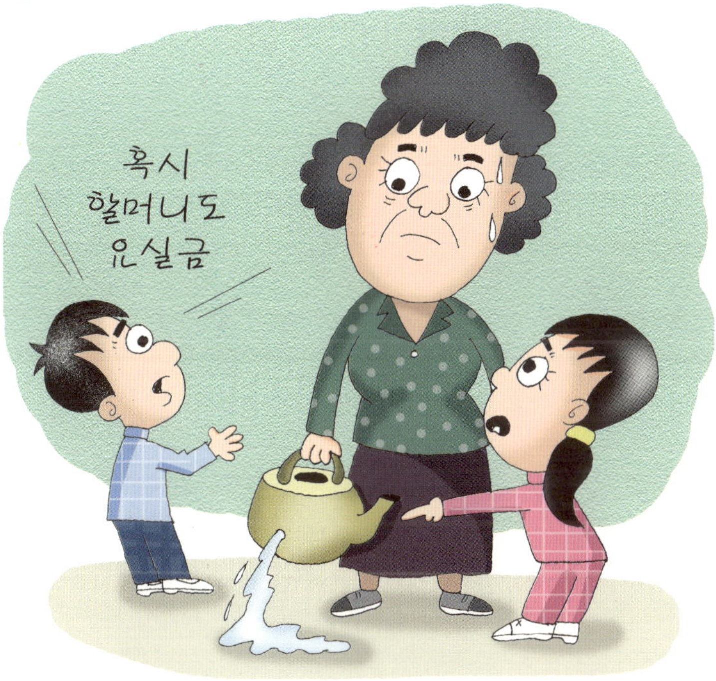

요실금

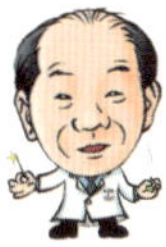

많은 여성들을 괴롭히는 요실금은 신허(腎虛)가 원인으로 뜸을 뜨면 완치할 수 있습니다. 중극, 수도, 삼음교에 매일 3~5장씩 꾸준히 떠주세요.

중극, 수도 70-73쪽 / 삼음교 86쪽 참조

삼음교(三陰交)

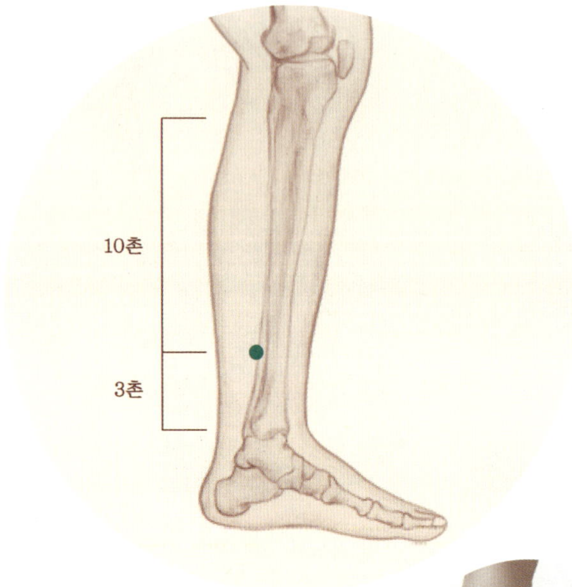

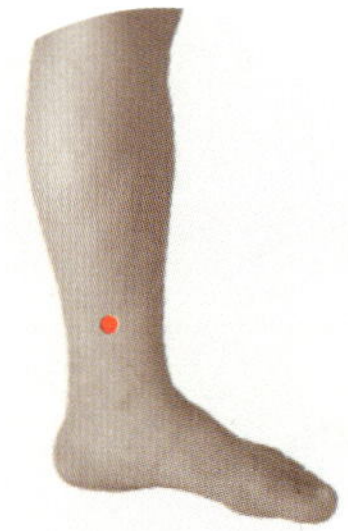

▷ **자리잡기**

발 안쪽 복사뼈 위 3촌 올라간 지점. 경골(종아리 안쪽 굵게 뻗은 뼈)의 바로 뒤.

▷ **효과**

발에 있는 3개 음경(陰經)의 기가 교차되는 곳으로 부인과 질환 대표혈. 어혈을 풀고 월경불순, 자궁수축, 불임에 좋다.

뜸으로 다지는 남성 건강

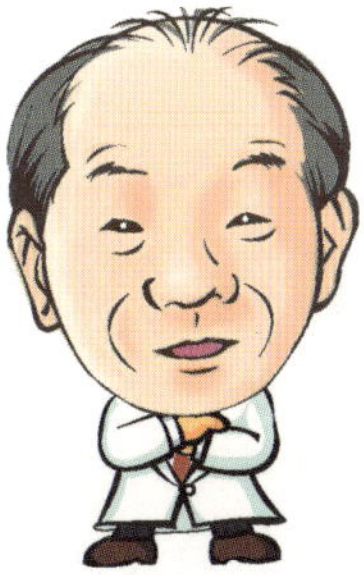

남자는 정력이 좋아야 매사에 의욕 있고 활기차고 건강합니다. 뜸은 양기를 회복하는 최고의 방법. 남자의 건강을 지키는 평생 건강법입니다.

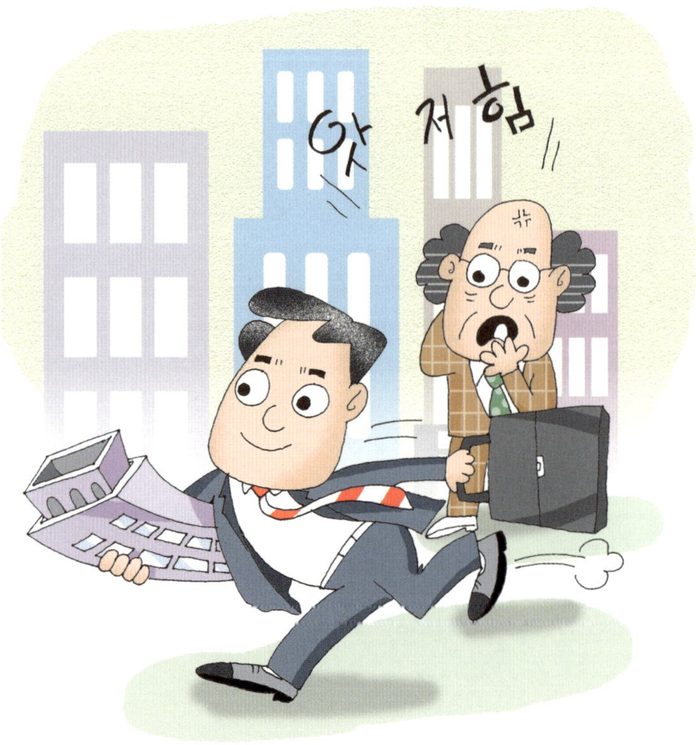

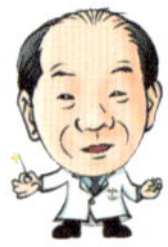

관원, 기해는 남성의 양기를 북돋아 주고 생활에 활력을 심어 줍니다. 하단전(下丹田)이라고도 하는 배꼽아래 관원과 기의 바다인 기해에 쌀알 반톨 만한 크기로 매일 3~5장씩 뜸을 해 보세요.

기해, 관원 70~71쪽 참조

뜸으로 다지는 자녀 건강

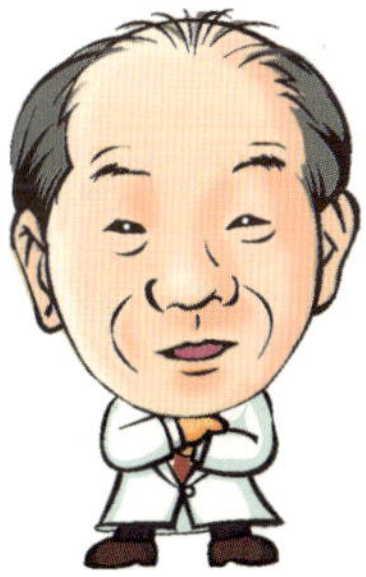

밥 안 먹고 편식하는 아이, 밥에 잠 안자고 보채는 아이, 신경질적인 아이, 감기에 잘 걸리는 아이, 고열이 치솟는 아이, 세상에서 가장 소중한 우리 아이 병치레 없이 잘 자라게 하려면 반드시 부모가 침과 뜸을 알아야 합니다.

매일 뜸을 뜨는 아이는 감기에도 잘 걸리지 않고 밥도 잘 먹게 되어 튼튼하게 병치레 없이 자랄 수 있습니다.

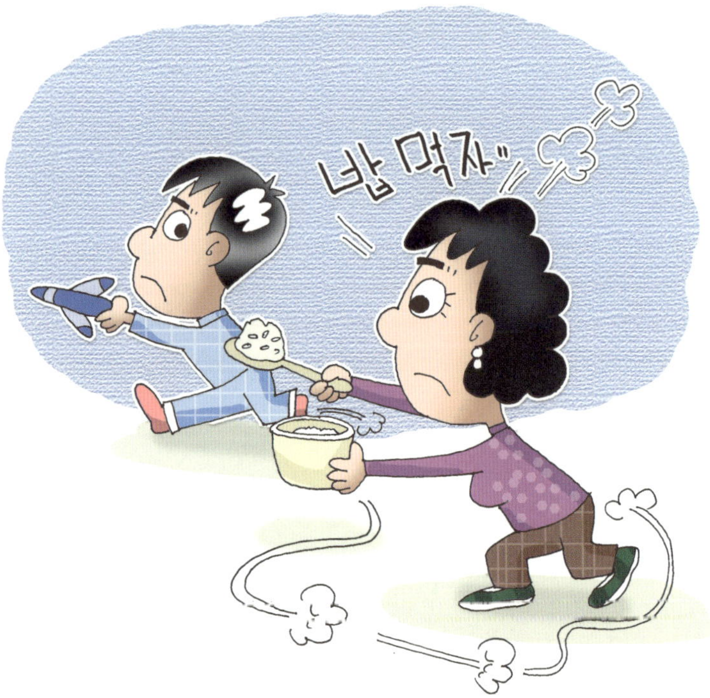

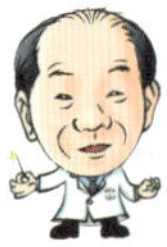

아이가 어려도 뜸을 뜰 수 있습니다.

3세 이하의 젖먹이는 신주(身柱) 한군데에만 뜸을 떠도

잘 먹고 잘 놀고 잘 자며 잘 자라게 됩니다.

아이가 산만하고 편식을 한다면 뜸을 떠주세요.

소아에게는 중완, 폐유, 백회가 좋습니다.

중완, 폐유, 백회 69~76쪽 참조.

신주(身柱)

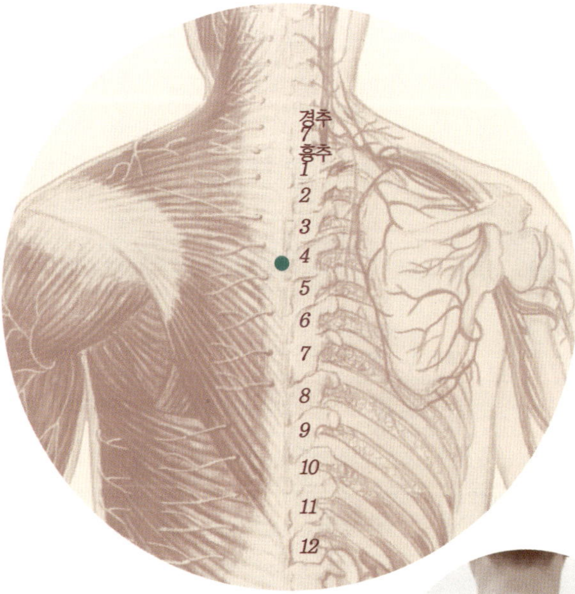

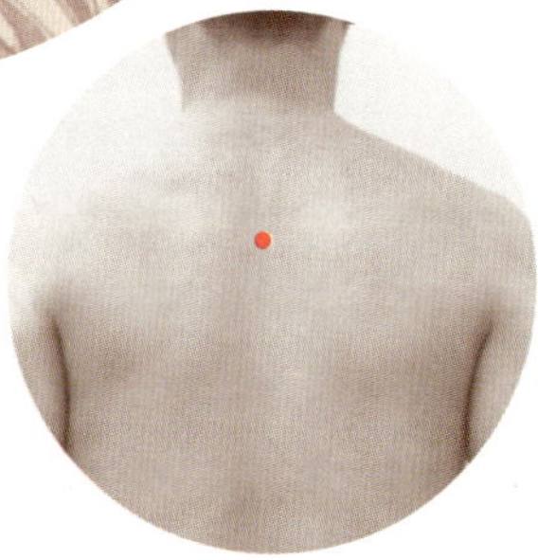

▷ 자리잡기

어깨선에서 가장 튀어나온 목 뼈 아래에서 척추뼈를 하나, 둘 세어 나가 세 번째 뼈 아래 지점. 아이들은 이 자리가 대개 쏙 들어가 있다.

▷ 효과

몸의 기둥으로 소아건강 명혈(名穴). 뇌척수질환, 정신병, 기침, 소아경련 등 소아병일체에도 사용한다.

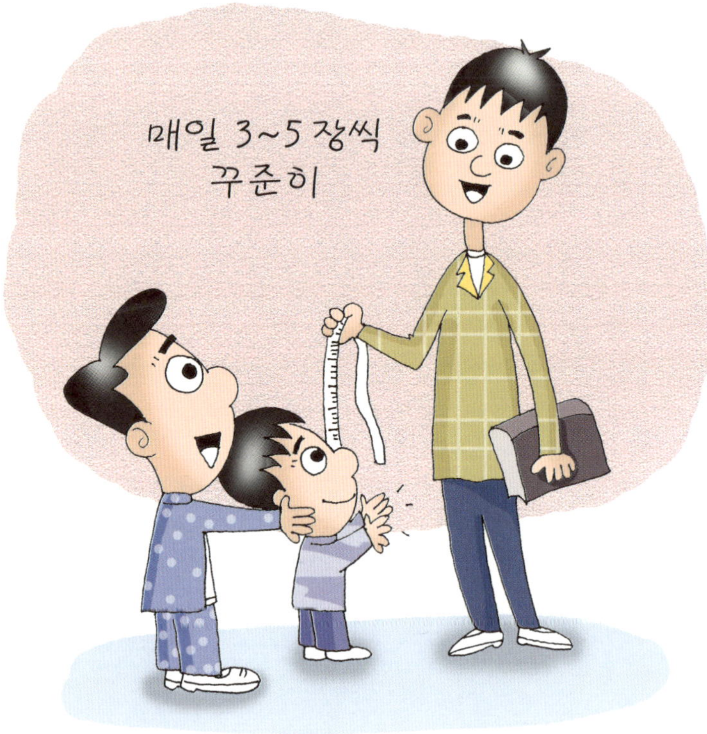

키 크는 뜸

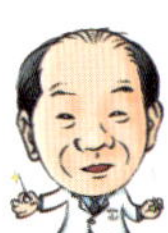

우리아이가 더디게 자란다고 걱정하지 마세요.

중완에 매일 3~5장씩 꾸준히 뜸뜨면 식욕이 생기고 잘 먹고 잘 소화시켜 키가 부쩍부쩍 자라나게 됩니다.

중완 69~70쪽 참조

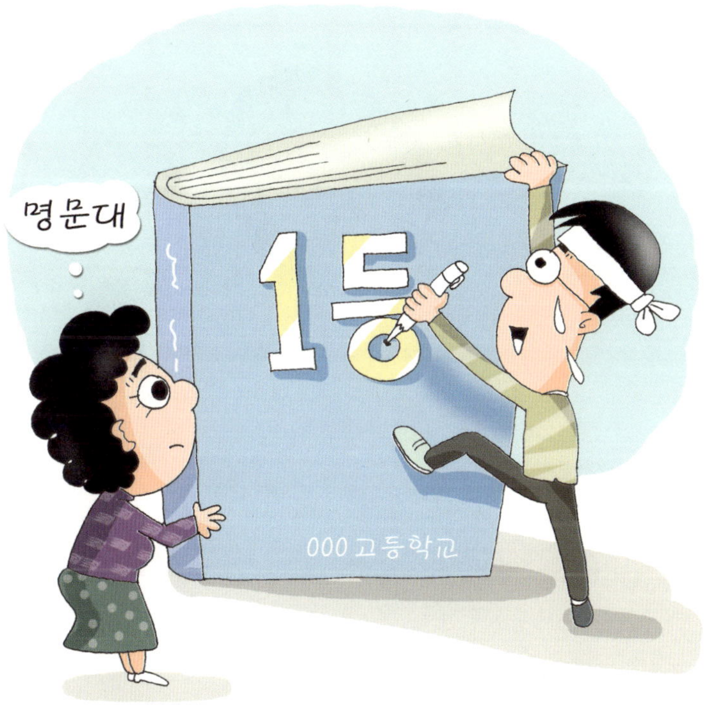

공부 잘 하는 뜸

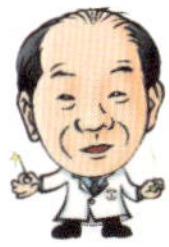

집중이 잘 안 될때는 백회에 뜸을 떠 주세요. 머리가 맑아지고 기분이 상쾌해집니다. 이해력과 집중력이 살아나니 자연히 공부를 잘 하게 됩니다.

백회 76쪽 참조

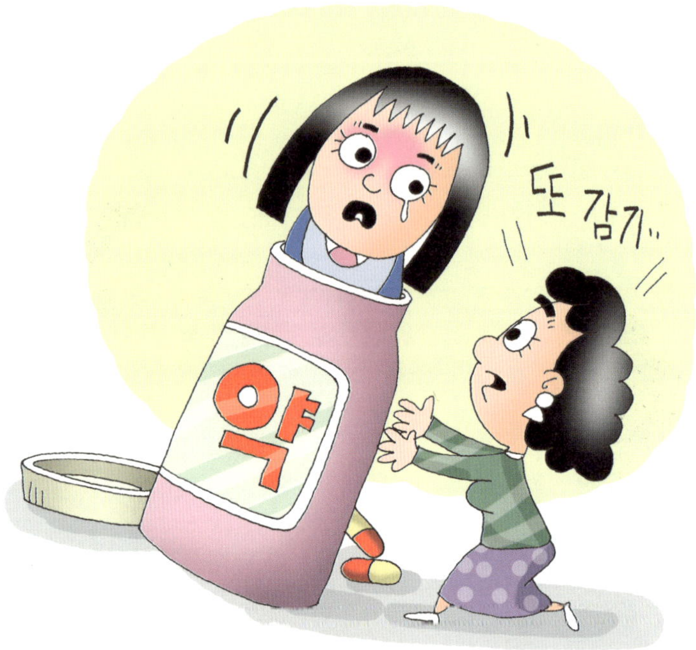

감기 예방뜸

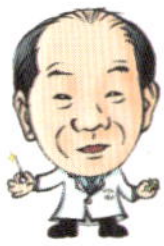

우리 아이 잦은 감기, 폐유에 뜸을 떠 주세요.

폐유는 과일로 말하면 꼭지와 같이 폐의 기가 흘러드는 혈로 만병의 근원인 감기의 예방 효과가 탁월하며 열감기, 기침감기, 천식 예방에 좋습니다.

폐유 74~75쪽 참조

뜸으로 다지는 노인 건강

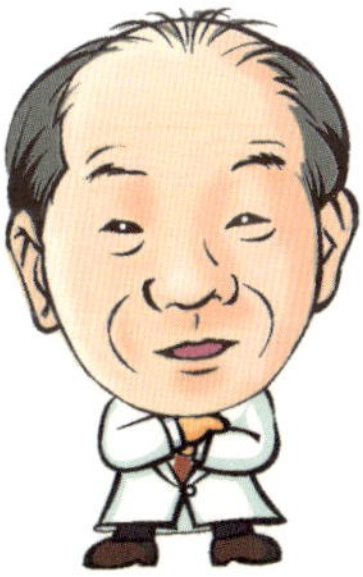

인구 노령화가 사회문제로 대두되고 있습니다. 앞으로는 보건의료정책은 단순히 질병을 치료하는데 목적을 두는 것이 아니라 건강하게 사는 것으로 목표를 설정하고 있습니다.

건강을 보장해주는 뜸은 모든 만성병에 효과가 좋은 것은 물론이고 질병을 예방하는데 예방요법으로써도 중요한 역할을 합니다.

대표적인 노인성 질환인 치매, 중풍, 퇴행성관절염 등은 부작용 없이 누구나 쉽게 할 수 있는 뜸을 할 수 있습니다.

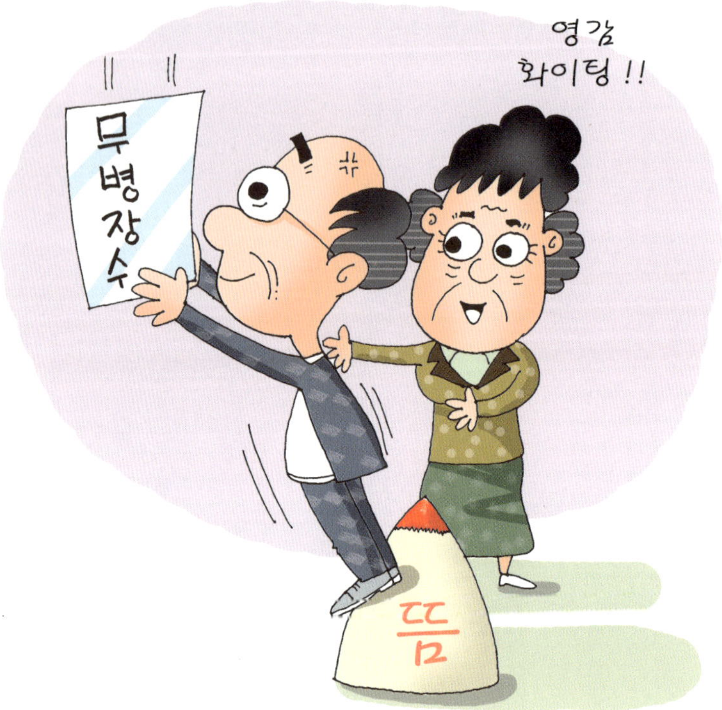

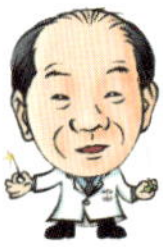

오래 산다고 다 좋은 것은 아니지요. 건강하게 활동하면서 사는 것이 중요합니다. 무극보양뜸은 노인들에게 무병장수를 가져다 줄 큰 선물입니다.

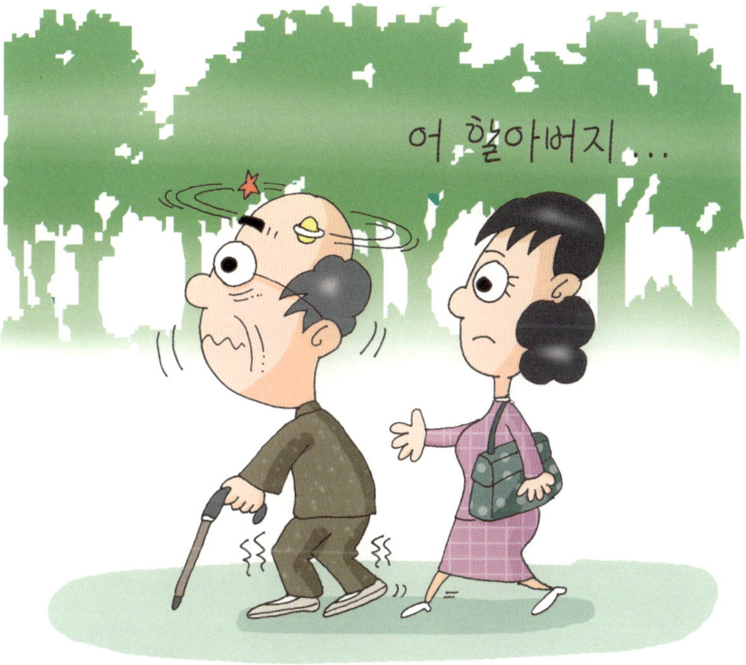

중풍전조증상

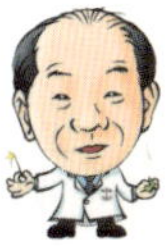

평소에 머리가 자주 아프거나, 어지럽고 간혹 속이 메스꺼웠다면 중풍을 의심할 수 있습니다. 무극보양뜸에 두유(頭維)를 추가하면 중풍을 예방할 수 있습니다.

두유 98쪽 참조.

두유(頭維)

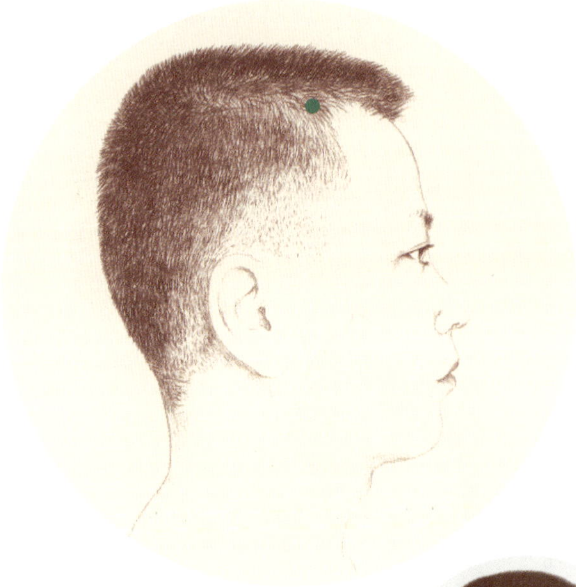

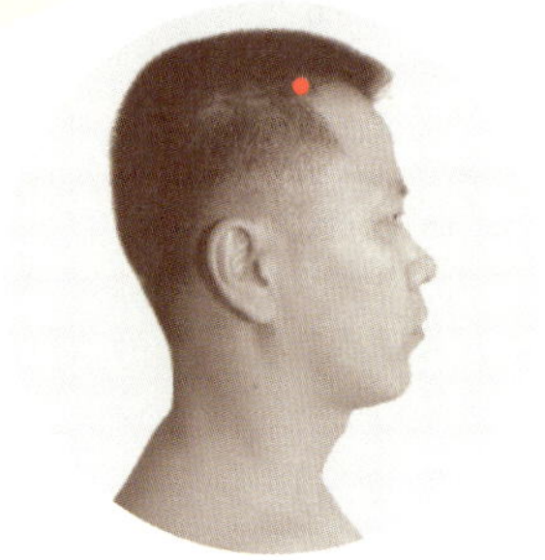

▷ **자리잡기**

이마의 머리카락 경계선 양쪽 끝 모서리에서 위로 약간 올라간 곳의 오목한 지점.

▷ **효과**

가장 무서운 어지러움증, 편두통, 안면신경마비, 눈 아픈데, 앞머리 아픈데 좋다.

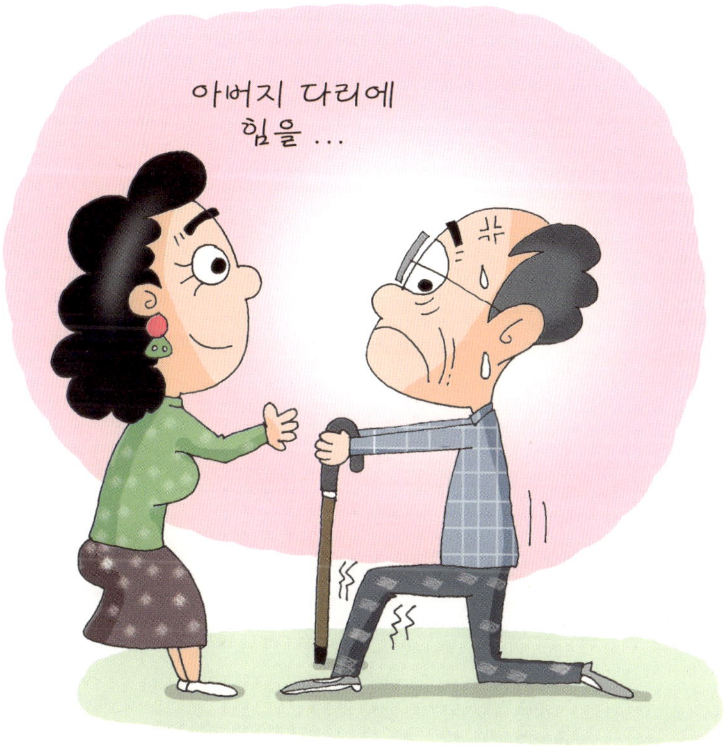

다리에 힘이 빠질 때

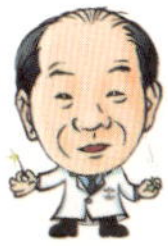

나이가 들면 기운이 배꼽 위로 올라가기만 하고 내려오지 않아 다리에 힘이 빠집니다.

족삼리에 뜸뜨면 다리에 힘이 생깁니다. 족삼리 67쪽 참조.

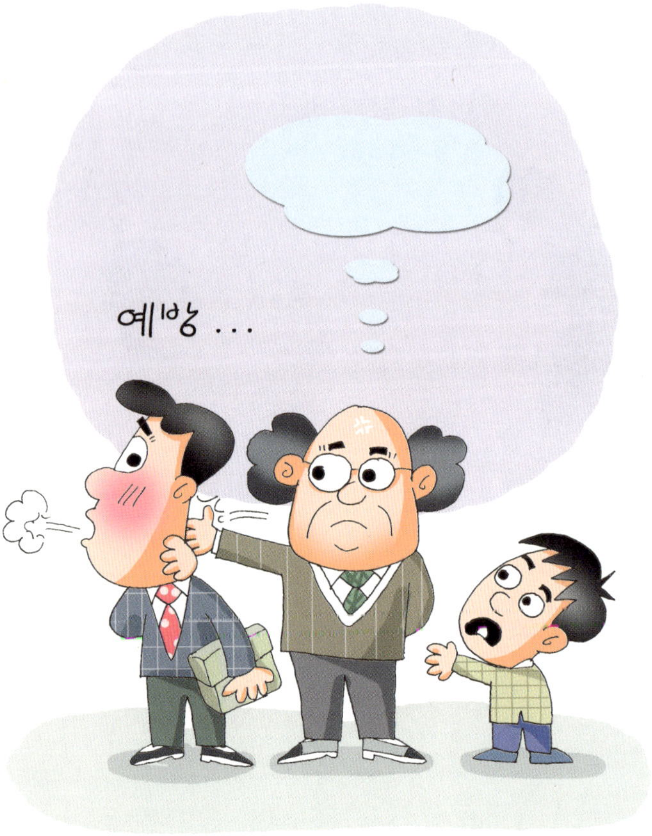

노인성 치매

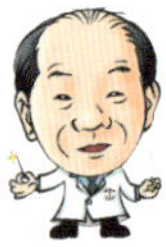

노인성 치매는 예방이 중요합니다. 무극보양뜸을 뜨세요.

무극보양뜸 60~77쪽 참조.

4. 구급침뜸

따기-사혈(瀉血)

바늘이나 침으로 혈자리를 찔러서 피가 나오게 하면 막혔던 기혈이 일시에 소통되면서 위급한 상황을 모면할 수 있다.

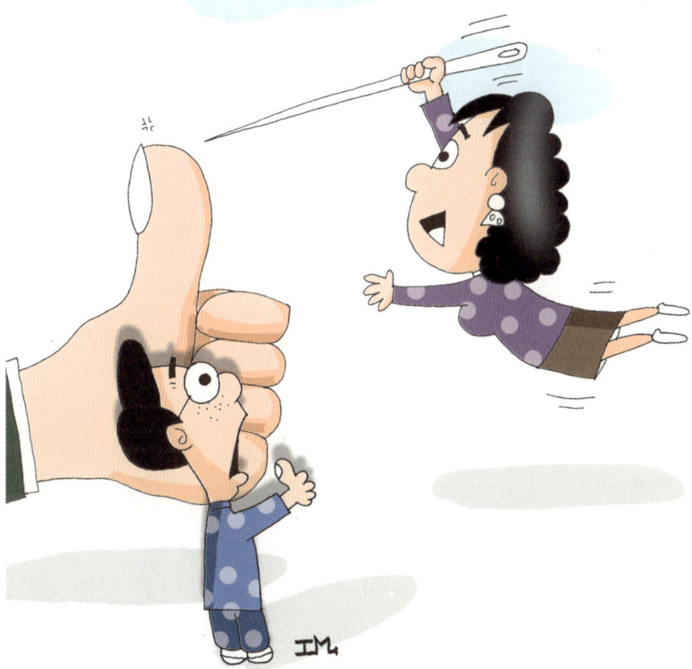

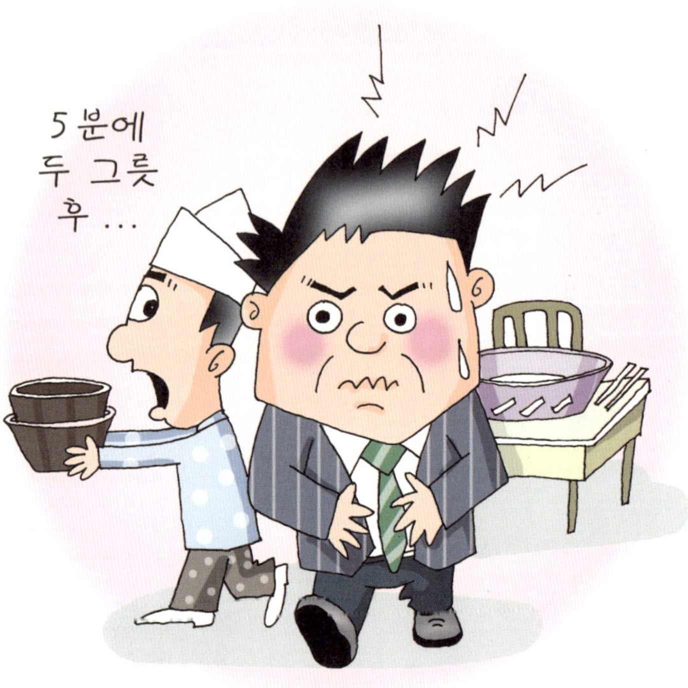

급체

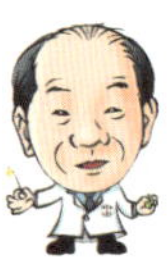

급히 먹다가 체했을 때는 엄지손톱 뿌리 옆의 소상(少商)을 따주세요. 피를 내는 순간 기가 돌게 되어 체기가 내려갑니다.

소상 103쪽 참조.

소상(少商)

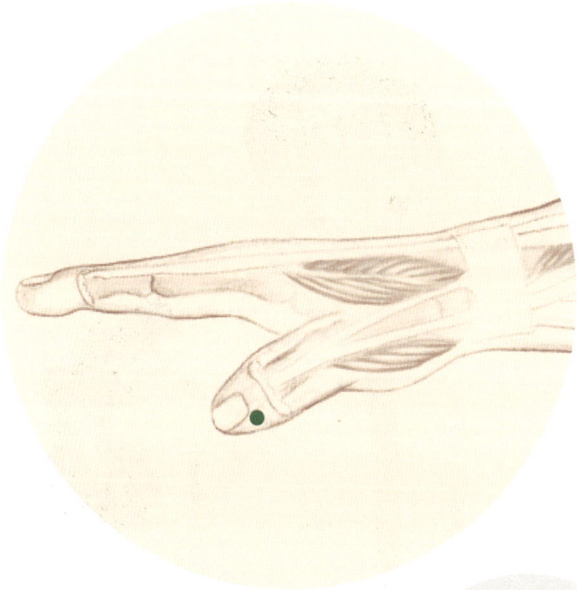

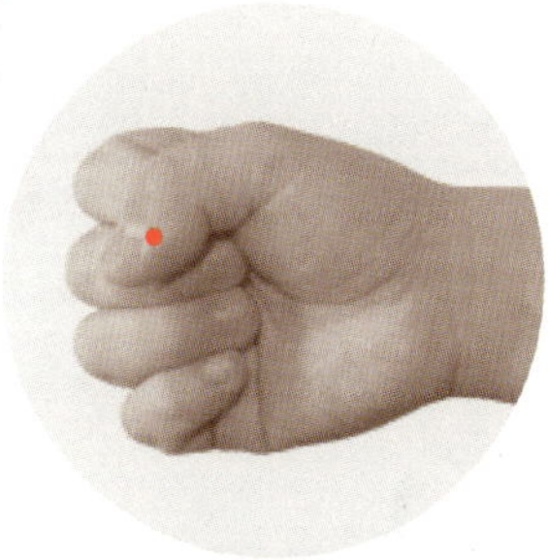

▷ 자리잡기

엄지손가락 안쪽 손톱뿌리 모서리에서 부추 잎만큼 나간 지점.

▷ 효과

의식을 각성시키고 열을 내리는 자리로 체했을 때와 실신했을 때, 이하선염, 편도염, 정신분열증 등에 쓰인다.

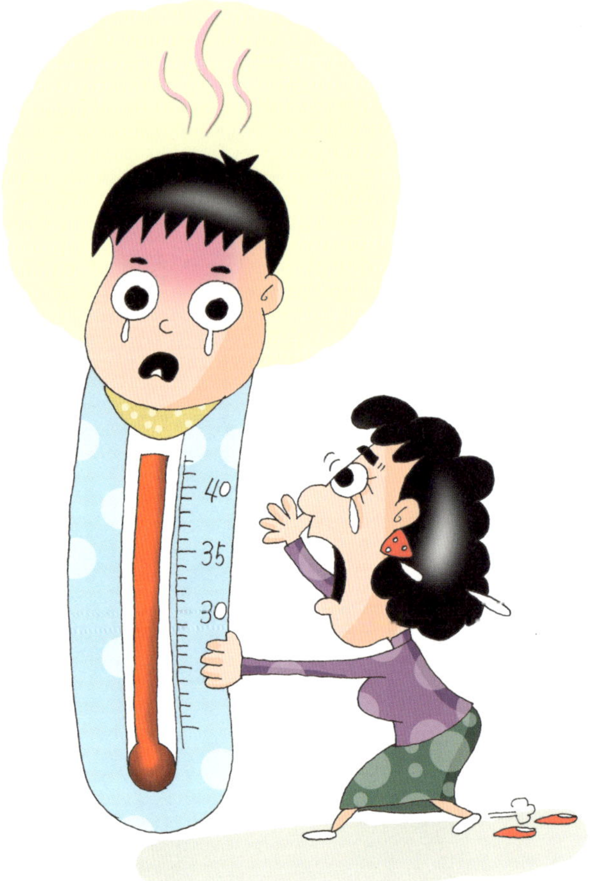

고열

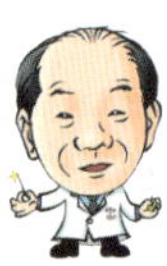

소아 고열은 위험을 알리는 사이렌입니다. 최대한 빨리 열을 내려주어야 합니다. 귀끝(이첨)을 따주어 피를 내주세요. 어느새 열이 내려갑니다.

이첨 105쪽 참조.

이첨(耳尖)

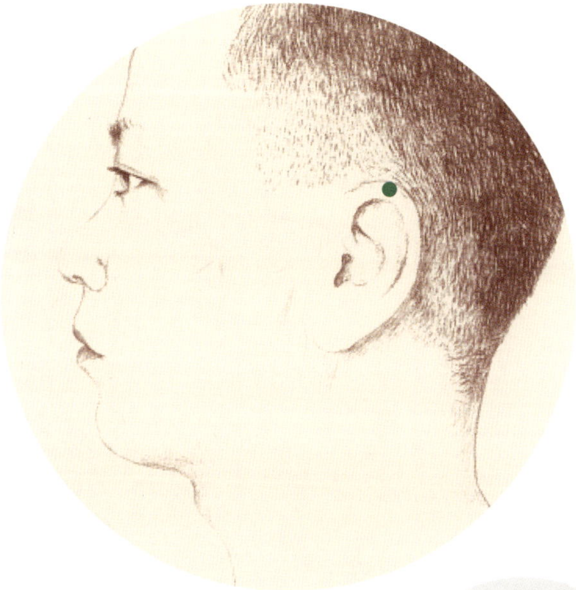

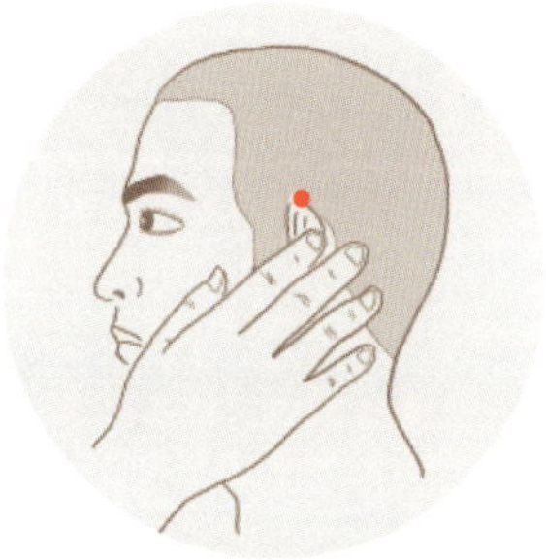

▷ 자리잡기

귀를 반으로 접었을 때 위쪽 가장 뾰족한 지점.

▷ 효과

열을 내리는 자리로 해열작용에 좋다.

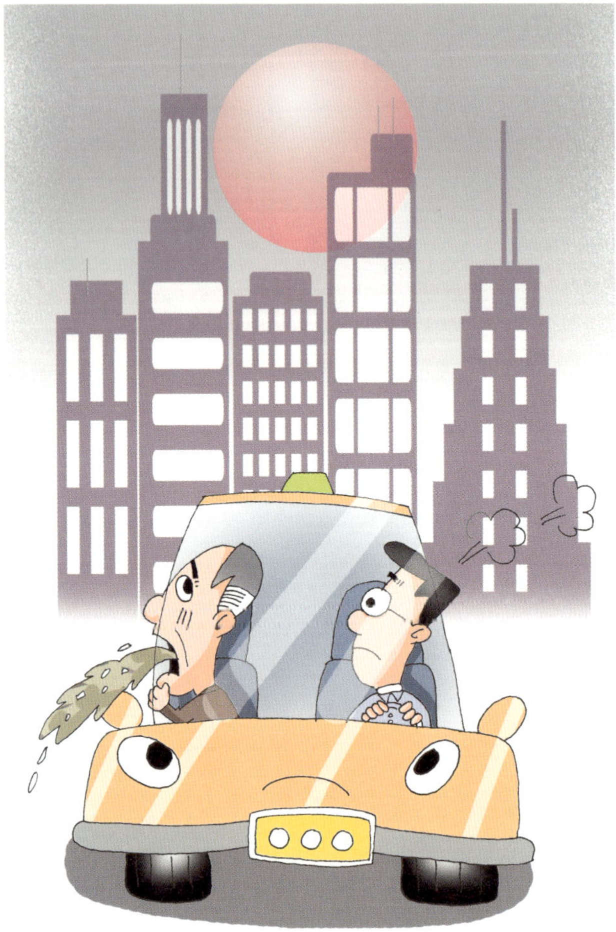

멀미

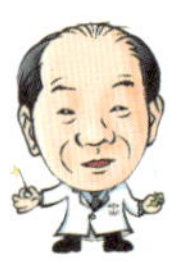

멀미하는 사람은 비행기, 기차, 택시, 배를 가리지 않습니다. 멀미예방은 백회와 중완에 뜸으로, 멀미치료는 합곡에 자침합니다.

백회 76쪽 / 중완 69~70쪽 / 합곡 107쪽 참조.

합곡(合谷)

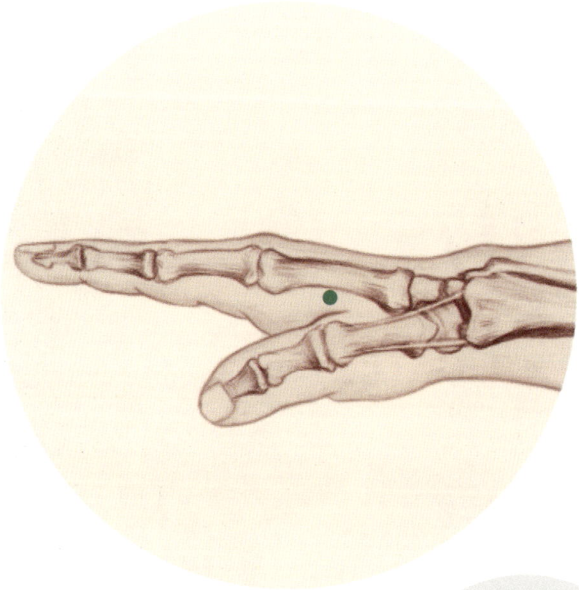

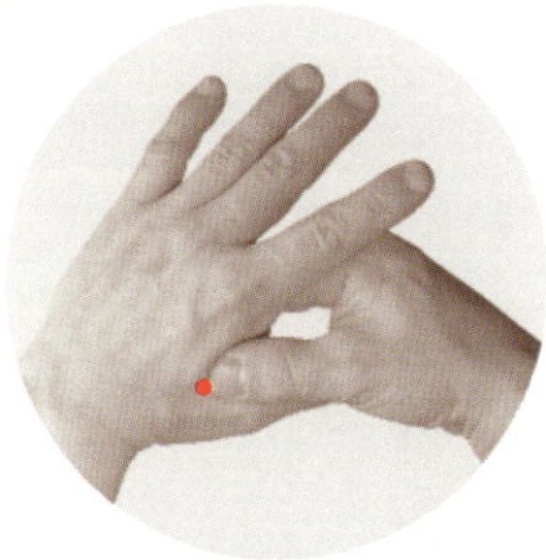

▷ 자리잡기

엄지손가락과 검지손가락 사이에 움푹하게 패인 지점.

▷ 효과

모든 머리의 증상에 효과가 있는 자리로 두통, 안면부 통증, 급만성 위염에 좋다.

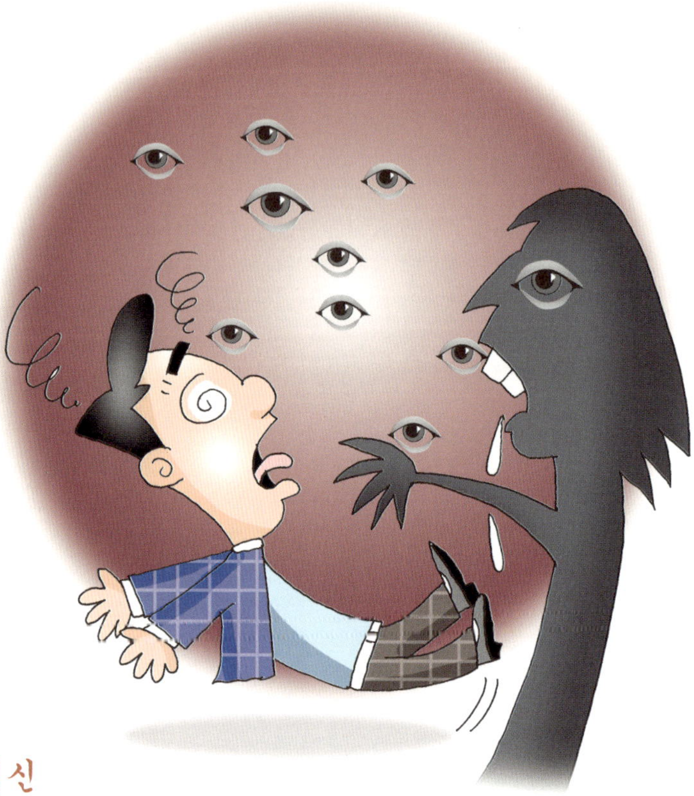

실신

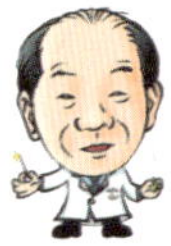

사람이 갑자기 쓰러졌을 때, 당황하지 말고 먼저 십선(十宣)이나 수구(水溝)에 피를 내주세요. 기절한 사람은 각성을 시켜야 합니다. 막혔던 피가 돌면 위급한 상황은 막을 수 있습니다.

십선 109쪽 / 수구 110쪽 참조.

십선(十宣)

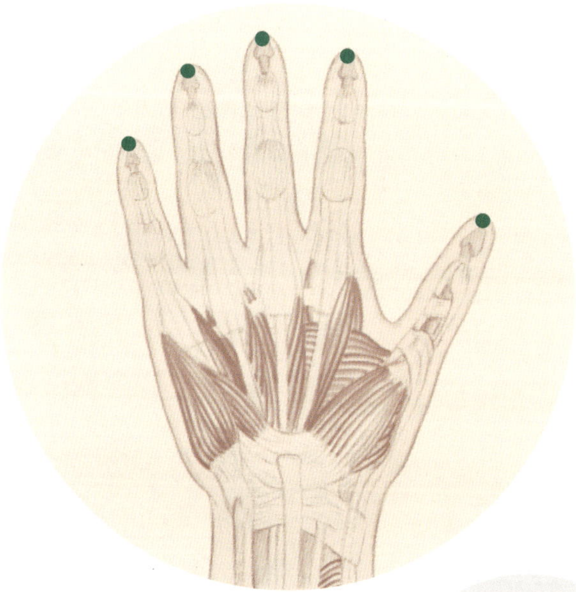

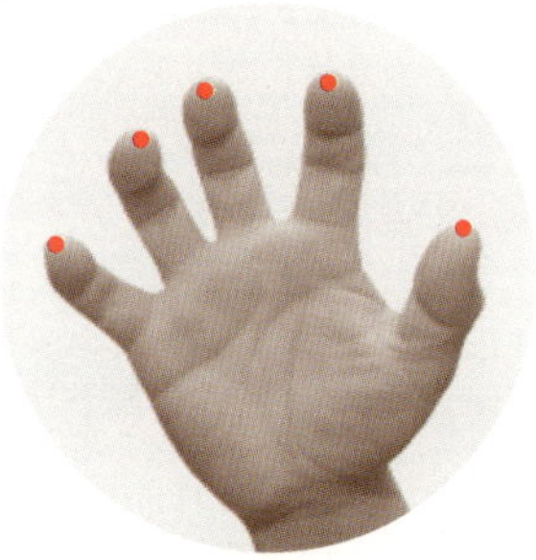

▷ 자리잡기

열 손가락 끝 지점.

▷ 효과

각성과 해열작용이 있어 실신, 급성 뇌빈혈, 뇌출혈, 일사병, 고혈압, 고열에 사용한다.

수구(水溝)

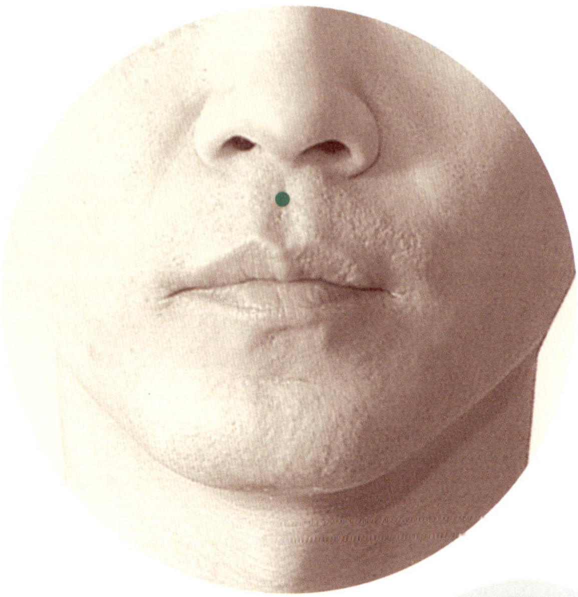

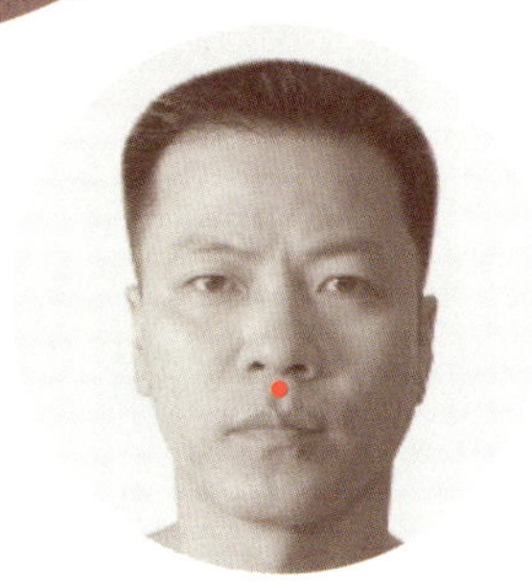

▷ 자리잡기

코와 윗입술 사이 홈을 3등분하여 위 1/3되는 지점. 보통 인중(人中)이라고 한다. (※ 인중(人中)은 정중앙이지만 사혈요법일 때는 1/3 자리가 사혈이 잘되었다.

▷ 효과

각성과 구급혈로 실신, 뇌일혈, 인사불성, 구안와사 등에 사용한다.

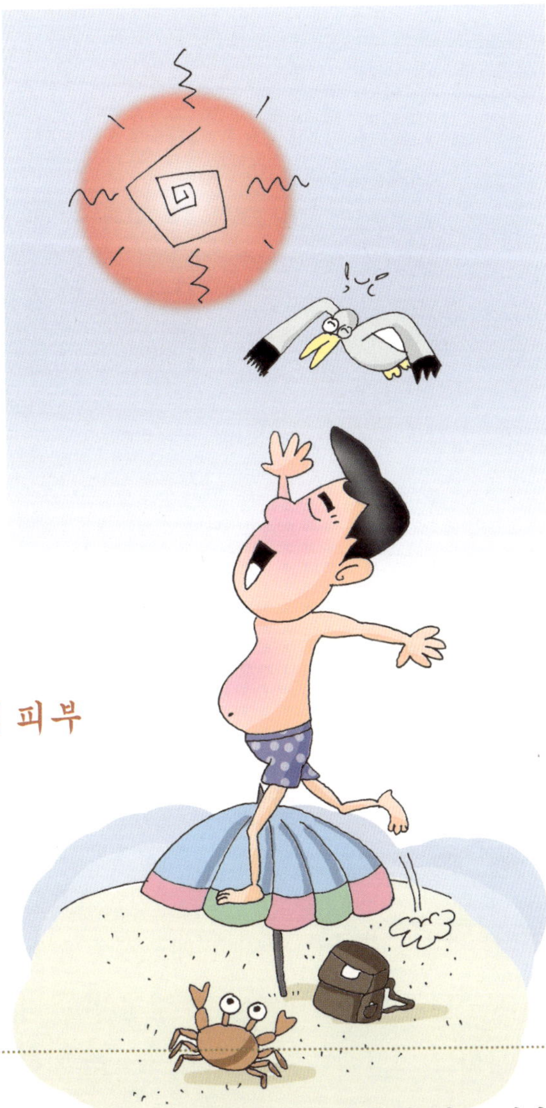

햇볕에 데인 피부

태양광선에 오래 노출되고 나면 피부가 빨갛게 되고 심하면 화끈거립니다. 해당피부에 침을 촘촘히 놓으면 붉은 화기가 빠지면서 화끈거리는 통증도 사라집니다.

구급뜸

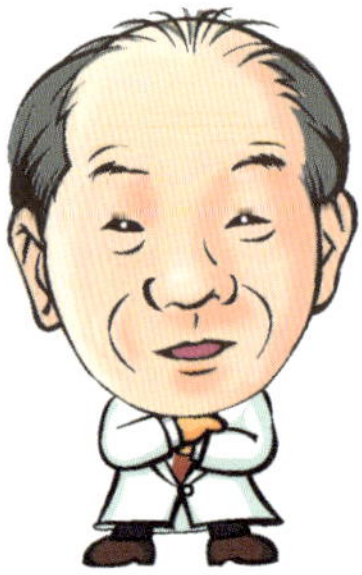

뜸에는 여러 효과가 있지만 대표적인 것이 통증을 진정시키고 흥분된 신경을 가라앉히는 것입니다. 피 순환을 촉진함은 물론이고 지혈에도 좋습니다. 뜸으로 지혈을 하면 지혈뿐만 아니라 출혈을 일으킨 근본원인도 치료할 수 있어 일석이조의 효과를 볼 수 있습니다. 응급상황에서 뜸의 이러한 작용은 큰 도움이 됩니다.

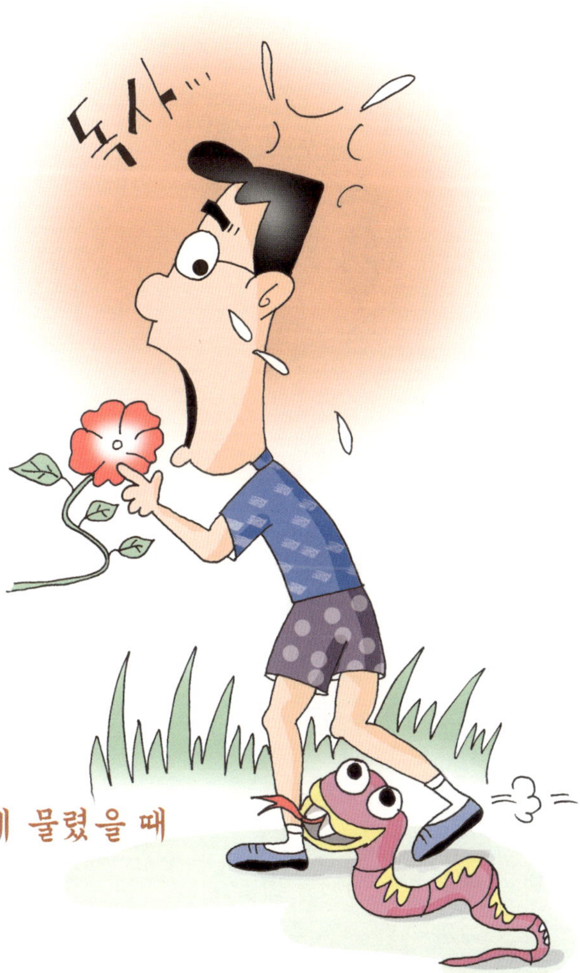

독충, 독사에 물렸을 때

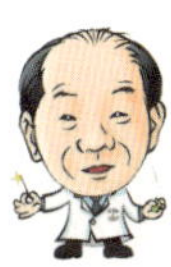

독충이나 독사에 물렸을 경우, 물린 부위에 최대한 빨리 큰 뜸을 여러 장 떠주어야 합니다. 뜸이 없다면 마른 나뭇잎으로 뜸을 대신해도 좋습니다.

난산

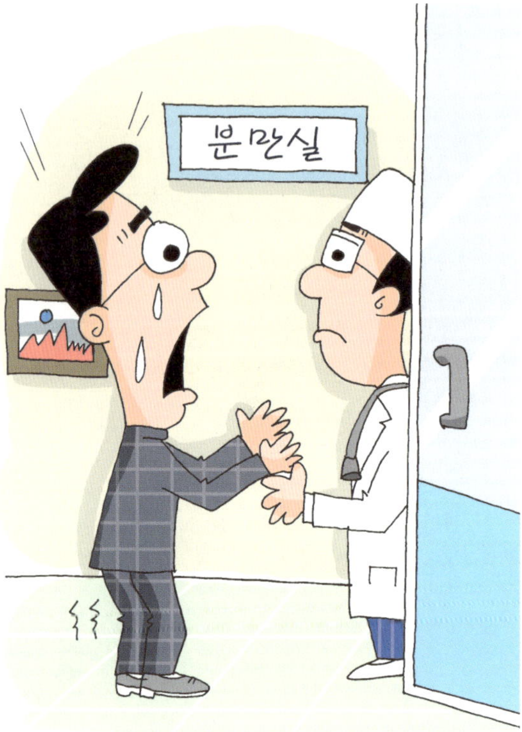

옛 여인들은 출산하러 들어갈 때, 가지런히 벗어놓은 신발을 한번 돌아보았습니다. 살아서 다시 그 신발을 신어 볼 수 있을까하는 애절한 마음에서였을 것입니다.

예나 지금이나 출산은 매우 고통이 있는 일입니다. 만약 산모가 난산을 하고 있는 경우라면 새끼발가락 끝의 지음(至陰)과 삼음교(三陰交)에 뜸을 합니다. 여기서 우리네 선조들의 지혜가 담겨있습니다.

삼음교 86쪽 / 지음 115쪽 참조.

지음(至陰)

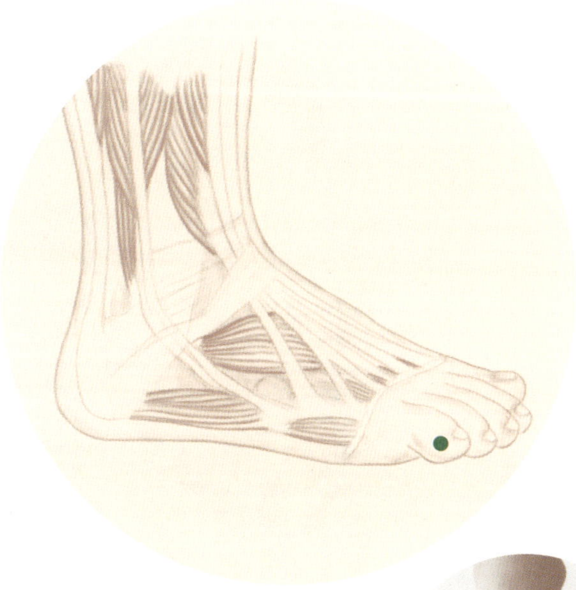

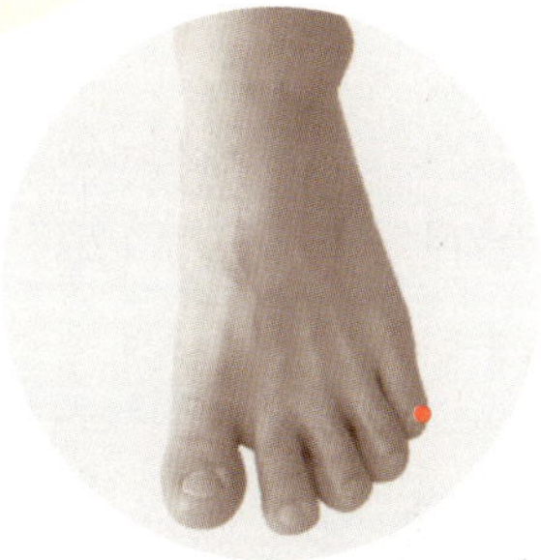

▷ 자리 잡기

다섯째 발가락 발톱뿌리 바깥 쪽 모서리 옆 0.1촌 되는 지점.

▷ 효과

여기에 뜸뜨면 거꾸로 섰던 태아가 바로 선다는 속설이 있는 자리로 태위부정, 난산, 두통, 뇌일혈, 족관절염에 사용된다. 무통분만에 삼음교와 같이 쓴다.

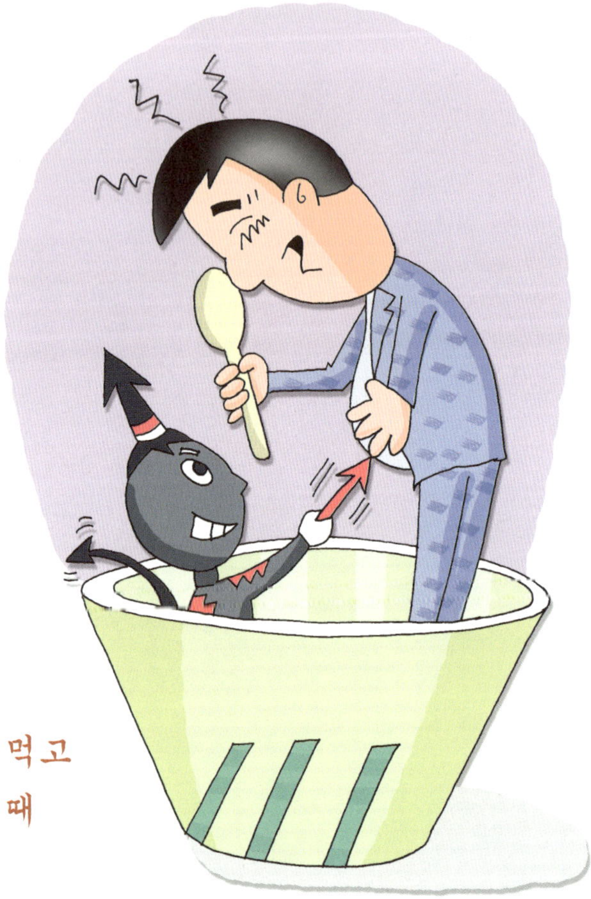

상한 음식을 먹고 배탈이 났을 때

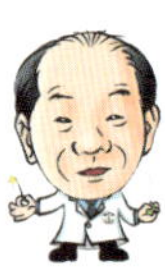

갑자기 배탈이 나서 배를 잡고 뒹굴어도 통증이 멈추지 않을 때는 이내정(裏內庭)에 뜨거움을 느낄 때까지 뜸하면 신기하게 통증이 사라지고 허리가 펴집니다. 이내정 117쪽 참조.

이내정(裏內庭)

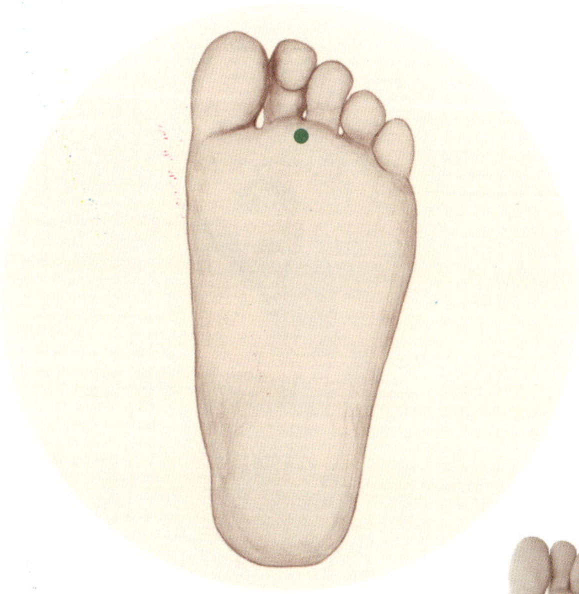

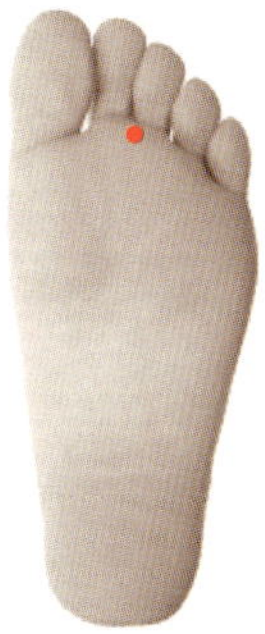

▷ **자리잡기**

발바닥 둘째 발가락과 셋째 발가락 사이로 둘째 발가락을 오므렸을 때 닿는 지점.

▷ **효과**

급성위병에 좋은 자리로 식중독, 체했을 때, 급성위통, 소아경기에 사용된다.

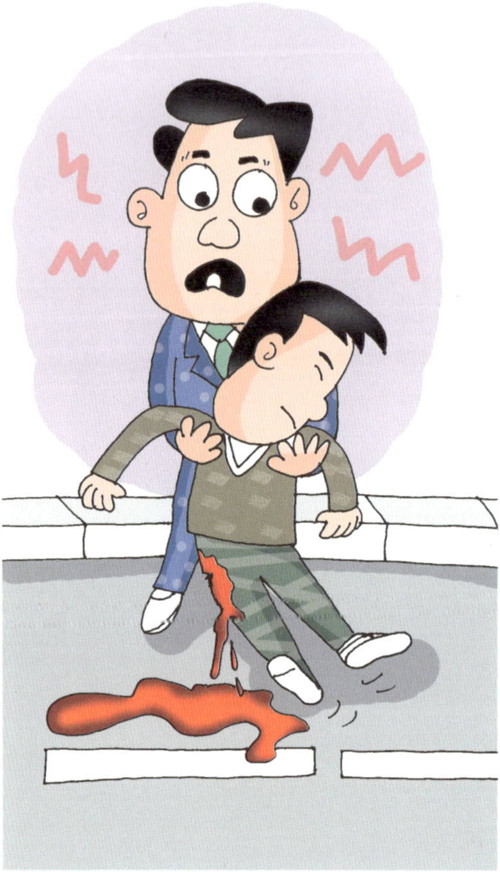

출혈

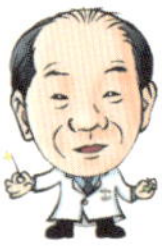

출혈이 심하면 그 부위에 직접 뜸을 떠도 금세 지혈이 됩니다. 치질이나 직장출혈이 있을 때도, 백회에 뜸을 뜨면 출혈이 거짓말처럼 멎습니다.

백회 76쪽 참조.

피내침

피내침(皮內鍼)은 가늘고 짧은 침을 피부 해당부위에 삽입하여 파스처럼 붙이고 다닐 수 있게 한 것이다. 침을 꽂고 다닐 수 있어 효과가 오래간다. 뜸을 뜨기 곤란하거나 거부하는 경우에 사용하면 좋다.

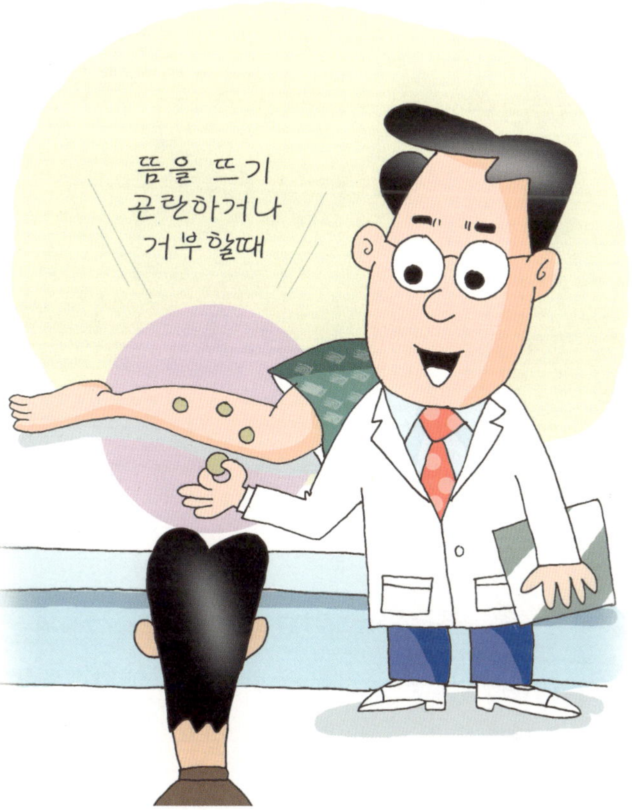

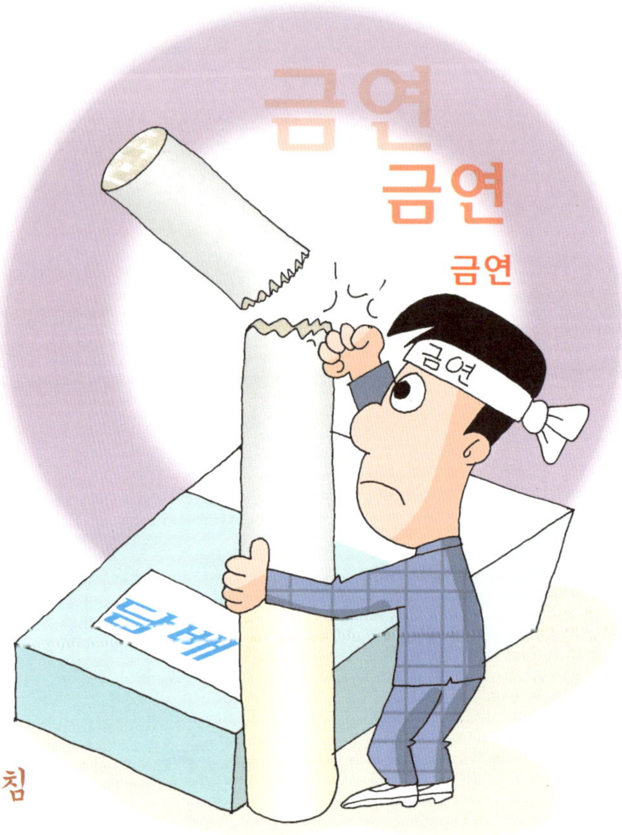

금연침

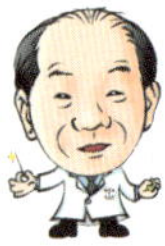

금연을 하려해도 금단현상으로 중도에서 그만두게 되곤 합니다. 폐유, 간유, 축빈에 금연침을 맞으면 담배맛이 없어지고 금단현상도 사라집니다.(※이 금연침법은 1994년 세계 침구학회에 발표되었다.)

폐유 74,75쪽 / 간유 121쪽 / 축빈 122쪽 참조.

간유(肝兪)

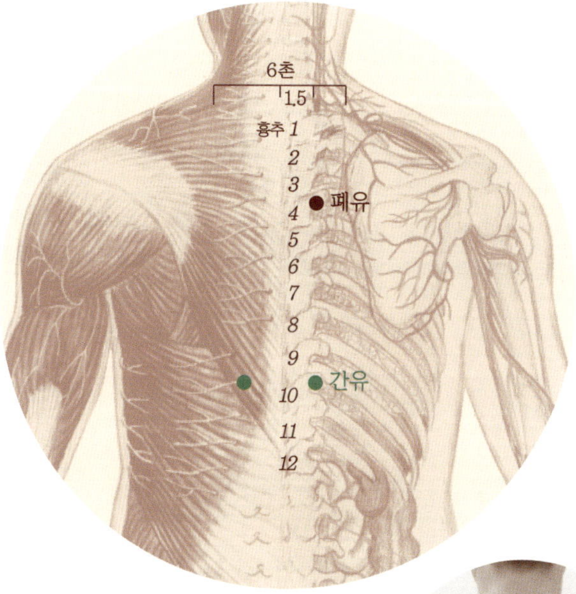

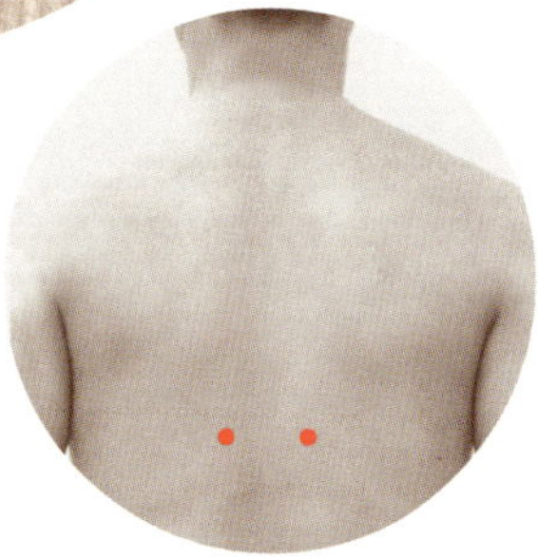

▷ 자리잡기

제9흉추극돌기아래에서 옆으로 1.5촌 나간 자리.

▷ 효과

간의 경기가 등에 흘러드는 자리로 간병, 황달, 만성위염, 불면증, 신경쇠약에 사용된다.

축빈(築賓)

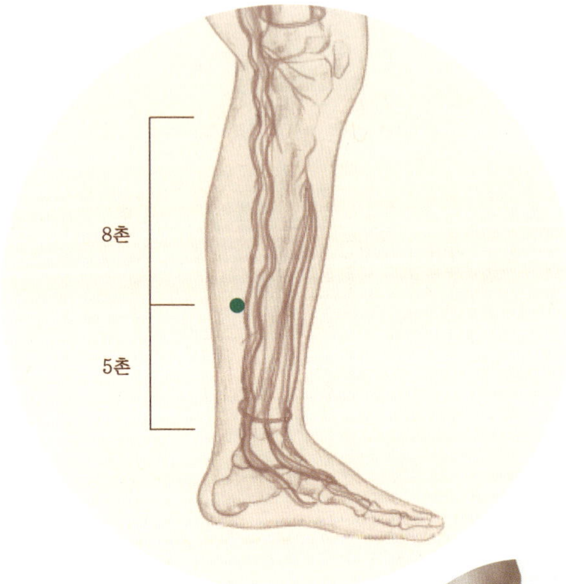

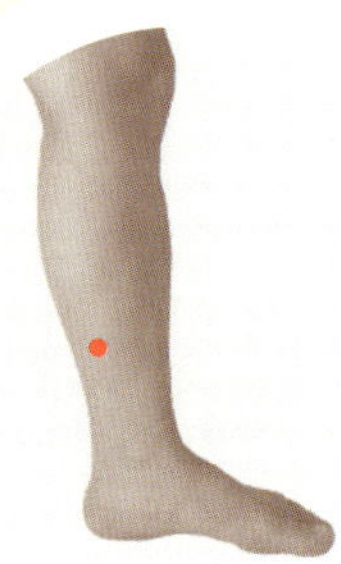

▷ 자리잡기

안쪽 다리의 복숭아 뼈 위 5촌으로 두 근육 사이 오목한 지점.

▷ 효과

인체 모든 독소를 해독하는 자리로 모든 독, 약물중독, 비복근 경련에 사용한다.

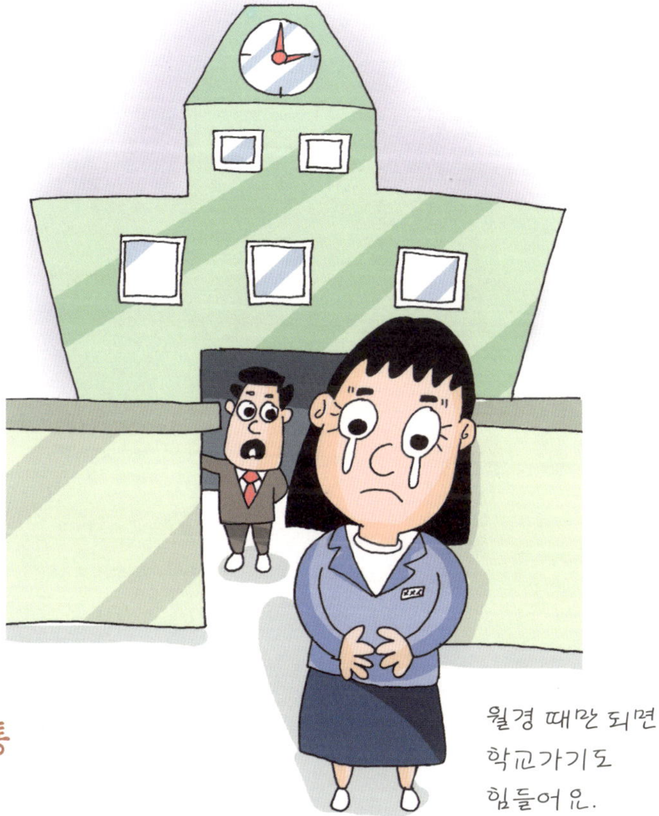

생리통

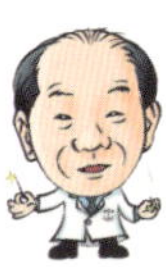

생리통엔 뜸이 좋습니다.

만약, 뜸이 어렵게 느껴진다면 대신 명문(命門)과 삼음교(三陰交)에 피내침을 붙여 보세요. 생리통이 눈 녹듯 사라집니다.

삼음교 86쪽 참조.

▌명문(命門)

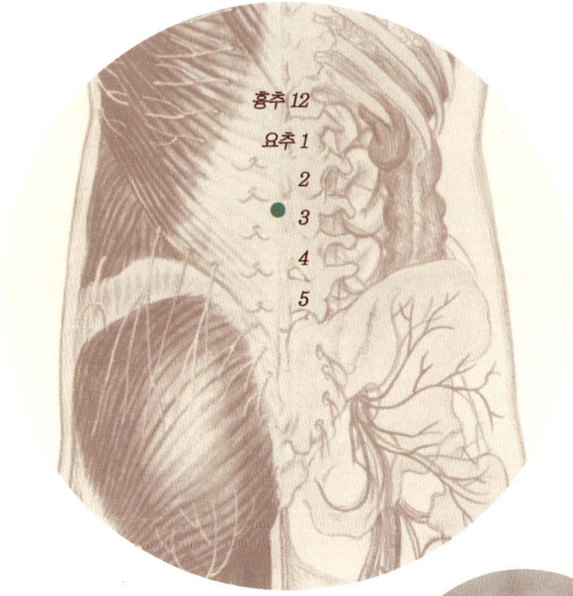

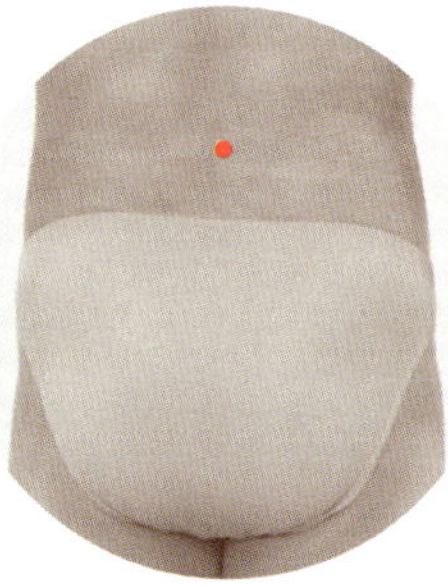

▷ 자리 잡기

제 2요추극돌기 아래에 오목하게 들어간 지점.

▷ 효과

생명의 문이라고 하는 자리로 신장병, 월경불순, 요통, 좌골신경통, 척수염, 장염, 치질을 치료한다.

5. 화상침

화상침 치료의 특성

인류가 불을 사용한 이래로 화상은 대단히 중요한 문제이다. 뜨거운 음식물을 섭취하는 습관이 있는 지역에서는 어릴 때 화상을 입지 않은 사람이 없을 정도이다. 우리나라 인구의 98%이상이 크고 작은 화상을 경험한 바 있고 이로 인해 28%는 육안으로 식별이 가능할 정도의 흉터를 지니고 있다. 특히 전체 인구의 6%는 화상으로 인한 흉터와 변형으로 일상 사회생활에 심각한 장애가 있다는 보고도 있다. 더구나 오늘날에는 전기나 고압가스 화학물질의 사용으로 심한 화상이 크게 증가하고 있다. 이렇게 화상이 심각한 문제이지만 뚜렷한 치료법은 없다. 다만 전신요법으로 호흡기계의 유지, 수액요법, 진정제 투여, 항생제의 투여, 파상풍 예방 접종, 가피절개술 및 근막절개술, 위감압술 등이 있으며 국소화학요법 등이 근간을 이룰 뿐이다. 또한 상처가 아문 후의 성형수술은 그에 따른 고통과 엄청난 비용부담을 수반한다.

구당이 화상을 쉽게 효과적으로 치료할 수 있는 방법을 개발하여 학술지에 발표한지 벌써 10년이 넘었다. 하지만 화상환자가 주로 찾는 병원에서 침을 사용하지 않는 제도적인 결함 때문에 화상환자들의 고통을 더는데 이 탁월한 치료법이 아직도 활용되지 못하고 있다.

신속한 통증 해소

화상은 대소를 막론하고 말할 수 없이 견디기 어려운 고통(苦痛)이 있다. 화상침치료는 최우선적으로 이 고통을 없앤다.

빠른 치유와 무 후유증

화상으로 생긴 상처는 다른 상처에 비하여 회복이 더디고 오랫동안 낫지 않는다. 이것을 빠른 시일 내에 낫게 하는 것이 화상침치료법이다.

흉터와 변형 방지

화상은 피부와 근육의 조직을 파괴하므로 보기 흉한 흉터를 남기고, 화상부위 관절의 변형을 유발한다. 화상침치료는 흉터가 생기지 않도록 하고 변형을 방지한다.

화상침 치료의 과정

화상의 초기 침치료는 1~3일 안에 이루어진다. 화상 부위를 주된 시침 부 효과를 거둔다. 유침 시간은 되도록 길게 하는 것이 도움이 된다. 보통 최소 30분 이상 통증이 사라질 때까지 침을 꽂아둔다. 화상 정도에 따라 1-3㎝ 간격으로 자침한다. 가능하면 폐유, 외관(外關), 축빈, 혈해(血海), 풍문(風門)혈에 자침하여 전체 치료를 도모한다. 침은 굵기는 0.20㎜이나 0.25㎜, 길이는 30㎜나 50㎜짜리인 멸균 소독된 호침을 사용한다.

유침 깊이도 정도와 부위에 따라 다르게 하되 보통은 깊이 찌르지 않아도 좋은 경우에는 조금 더 빨리 빼도 된다. 침이 저절로 빠진다면 다시 찌를 필요는 없다.

물집은 터뜨리지 말고 시침(施鍼)하여 저절로 빠지게 한다. 되도록 아무 것도 덮지 않고 공기 중에 노출하는 것이 좋다. 다만 감염이나 동상 등이 발생하지 않도록 특별히 유의해야 한다. 이러한 일련의 초기 치료를 받는 즉시 환자는 극심한 고통으로부터 해방된다.

화상침 치료와 아시혈

화상침 치료 과정

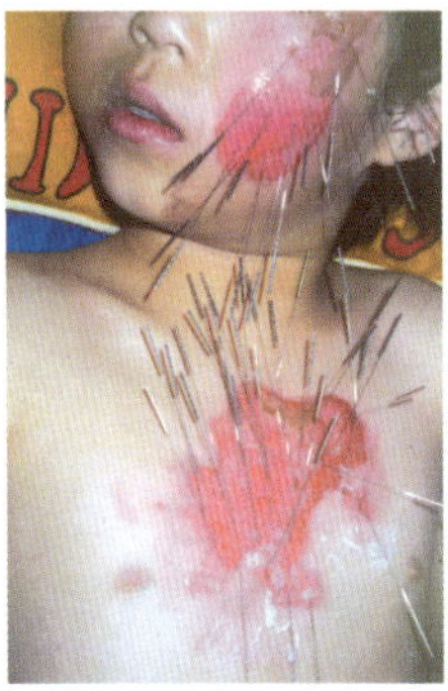

화상 당일 침치료

▶자침 후 진물이 줄어들면서 통승이 사라짐

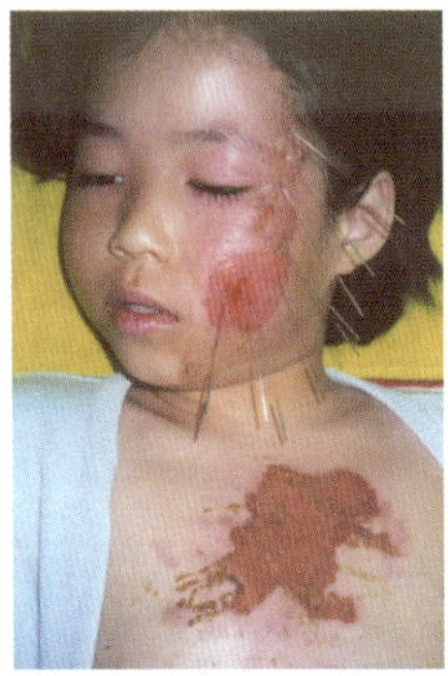

둘째 날 침치료

▶진물이 없어지고 가피가 생기기 시작

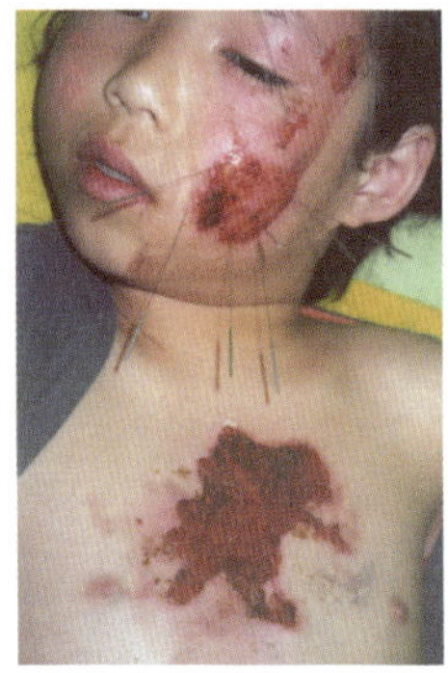

셋째 날 침치료

▶검은색 가피가 딱딱하게 굳어짐

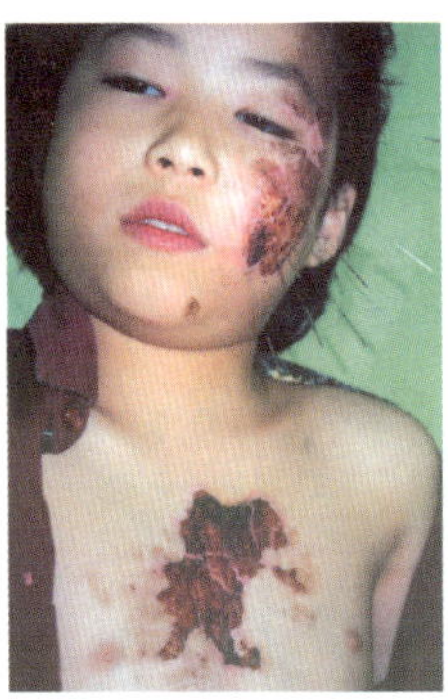

치료 1주일 후

▶▶▶

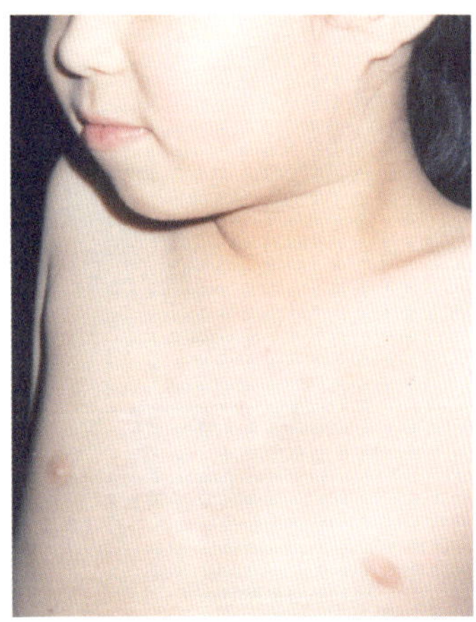

치료 한 달 후

침으로 화상치료를 하면 통증이 없어지면서 진물이 나지 않는다. 통증이 있을 때는 반드시 진물이 나기 마련이다. 진물이 난다는 것은 상해 들어가고 있다는 징표이다. 진물은 현대의학에서 얘기하는 백혈구다. 어떤 상처가 나서 이상이 있을 때, 우리 인체는 그것을 방지하기 위해서 백혈구를 계속해서 증식해서 내놓는다. 통증이 없어지면서 진물이 나지 않게 되면 벌써 그 자리는 나아가고 있는 것이다.

화상부위의 피부는 일부러 벗겨내지 않고 그대로 놔두고 침을 놓는다. 그렇게 하면 색이 약간 검은 색으로 변하면서 사흘이면 딱지가 완전히 딱 달라붙는다. 그럴 때는 벌써 아픔은 완전히 없어지고 나아가는 것이다.

흉터는 조직파괴의 흔적이다. 침으로 치료하면 조직이 상하지 않기 때문에 흉터가 남지 않는다. 딱지가 떨어지고 난 위에는 피부가 처음에는 붉게 보이다가 수개월에서 1년 정도 지나면 차차 원래 색으로 되돌아온다. 이때 피부를 긁거나 햇빛을 쬐지 않도록 주의해야 한다.

아시혈

화상침치료에서 가장 중요한 것은 아시혈(阿是穴)이다. 인류 최초의 혈은 아시혈이다. 아시혈의 '아시(阿是)'는 버금 '아(阿)'와 이 '시(是)'가 합해진 단어로 '아, 이거다'라는 의미를 가진다.

필자가 아시혈의 중요성을 깨닫게 한 환자의 계기를 소개한다.

'젖가슴의 살점이 옷에 묻어나는 정도로 상당히 깊은 화상을 입은 사람이 있었다. 침뜸치료를 한 후 10일 이내에 살점 묻어 나온 그곳까지 다 나았다. 딱지가 떨어지고 나서는 피부를 살짝 벗겨놓은 것 같이 핏덩어리처럼 보였다. 살이 벌겋고 야들야들하니 만지기만 해도 터질 것 같은 새살이 차올랐다. 그런데 발가락 쪽에는 조금 데인 것 같아서 침을 놓지 않았다. 전체적인 치료를 하면 낫겠지 하고 그냥 뒀는데 그 부위는 낫는데 한 달 가량이나 걸렸다. 이것은 하나의 중요한 가르침이 됐다. 만일에 똑같이 나았었다면 아시혈이 중요하다는 것을 몰랐을 것이다.'

-통일침뜸학술토론회 중에서-

사례1 하복부(下腹部)와 음부(陰部) 이하 하지내측(下肢內側) 전부(全部)와 다리 뒤쪽까지를 2도 내지 3도의 화상을 입은 35세 여인. 뜨거운 고통에 창백한 얼굴로 못 견뎌하는 것을 두 사람이 붙들고 침 치료를 하기 시작. 1시간쯤 되어서 잠이 들어 자고 난 후 통증이 없어졌다. 3일간 치료하고 가피(痂

皮)가 생겼고 9회 치료하고 완치되었다. 흔적은 붉게 남았으나 며칠 후 흉터 하나 없이 나았다.

사례2 도시가스배관공의 화염에 의한 3도 화상이 흉터없이 치료되었다.

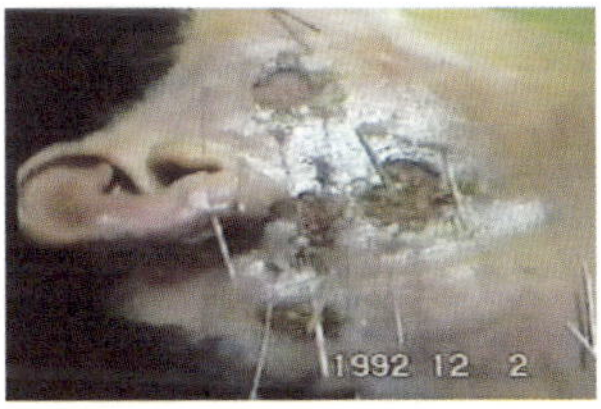

화상 당일 침치료
▶진물이 심하게 흐르고 있다.

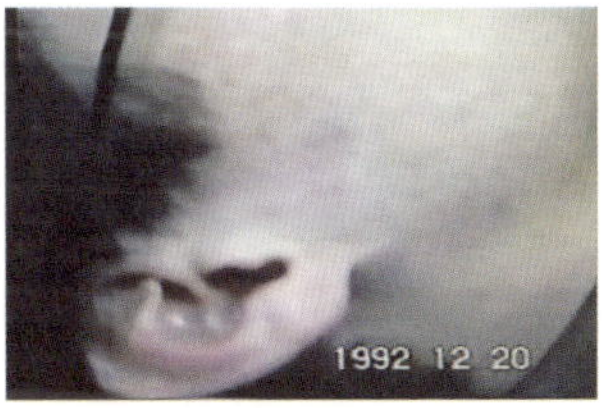

치료 후 18일 경과
▶가피가 모두 떨어지고 화상흔적이 말끔히 사라졌다.

화상 후유증의 뜸치료

후유증으로 화끈거리는 듯한 통증과 가려움증도 동반된다. 침으로 화상을 치료하면 이런 후유증이 없다. 그러나 처음부터 침 치료를 받지 않은 상태에서 화상 흉터가 심하게 가렵고 튀어나올 수 있다. 이럴 때는 가려움이 가장 심한 부위에 뜸을 하면 큰 효과를 볼 수 있다.

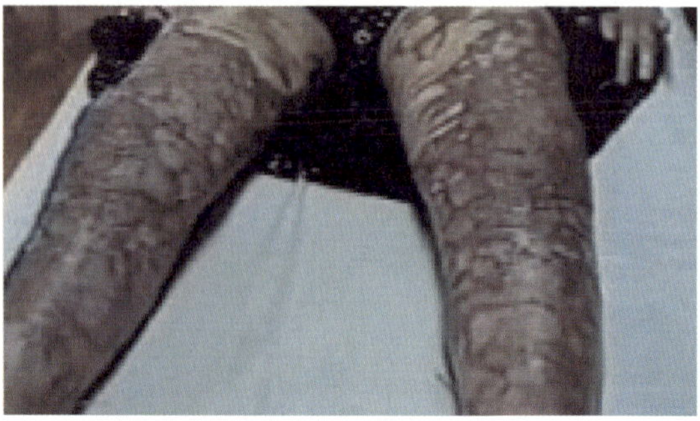

가려움이 가장 심한 곳에 사상구(絲狀灸)로 뜸을 하면
큰 효과를 볼 수 있다.

화상침 기전에 관한 연구

한양대 의대 해부세포생물학교실 백두진 교수팀이 정통침뜸연구소의 의뢰로 '화상으로 인한 흰쥐의 상처에 대한 침자극 효과'를 조사 · 분석했다. 그 결과 "침의 자극이 피부에서 세포밖 바탕질 형성 초기에 필수적인 TGF-β의 생성과 소멸을 촉진시키고 EGF의 소멸을 촉진시킴으로써 화상치유과정을 증진시키는 것으로 결론지을 수 있다"고 밝혔다. 또 "침의 자극은 화상 초기에 섬유결합소, 제 I 형 아교질의 생성을 증진시킴으로써 화상치유를 촉진시키는 것으로 생각되었다"고 발표했다.(대한체질인류학회지 Korean J Phys Anthrop 16(1):27~38, 51~62, 2003)

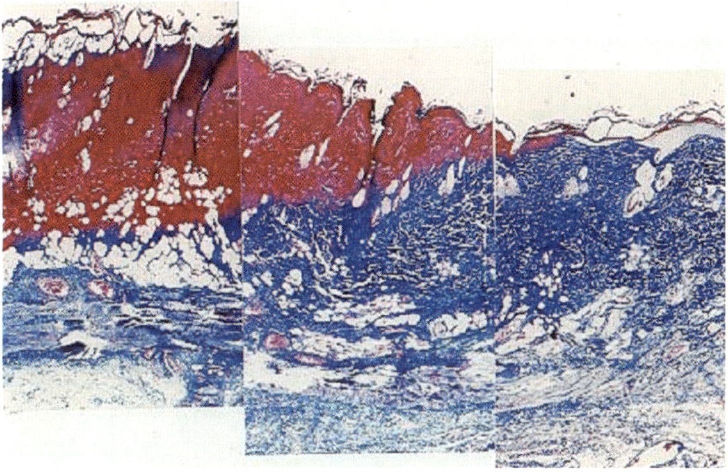

AZ3B : 화상을 입혀 시침하지 않은 쥐의 세포

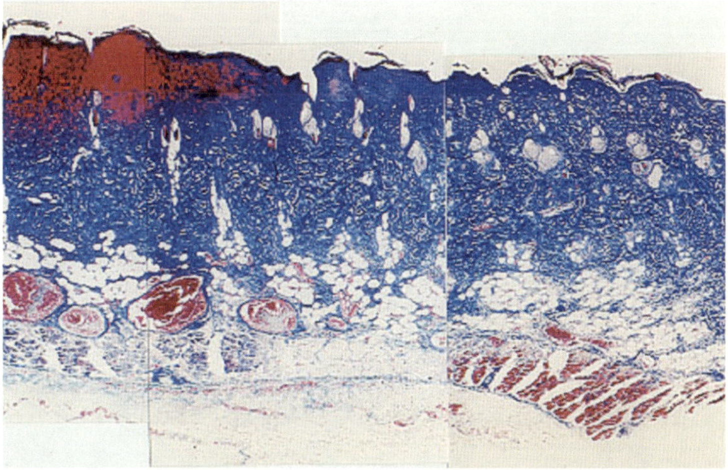

AZ3Ba2 : 화상을 입혀 시침한 쥐의 조직세포

● 붉은색 : 창상세포조직

● 파란색 : 정상세포조직

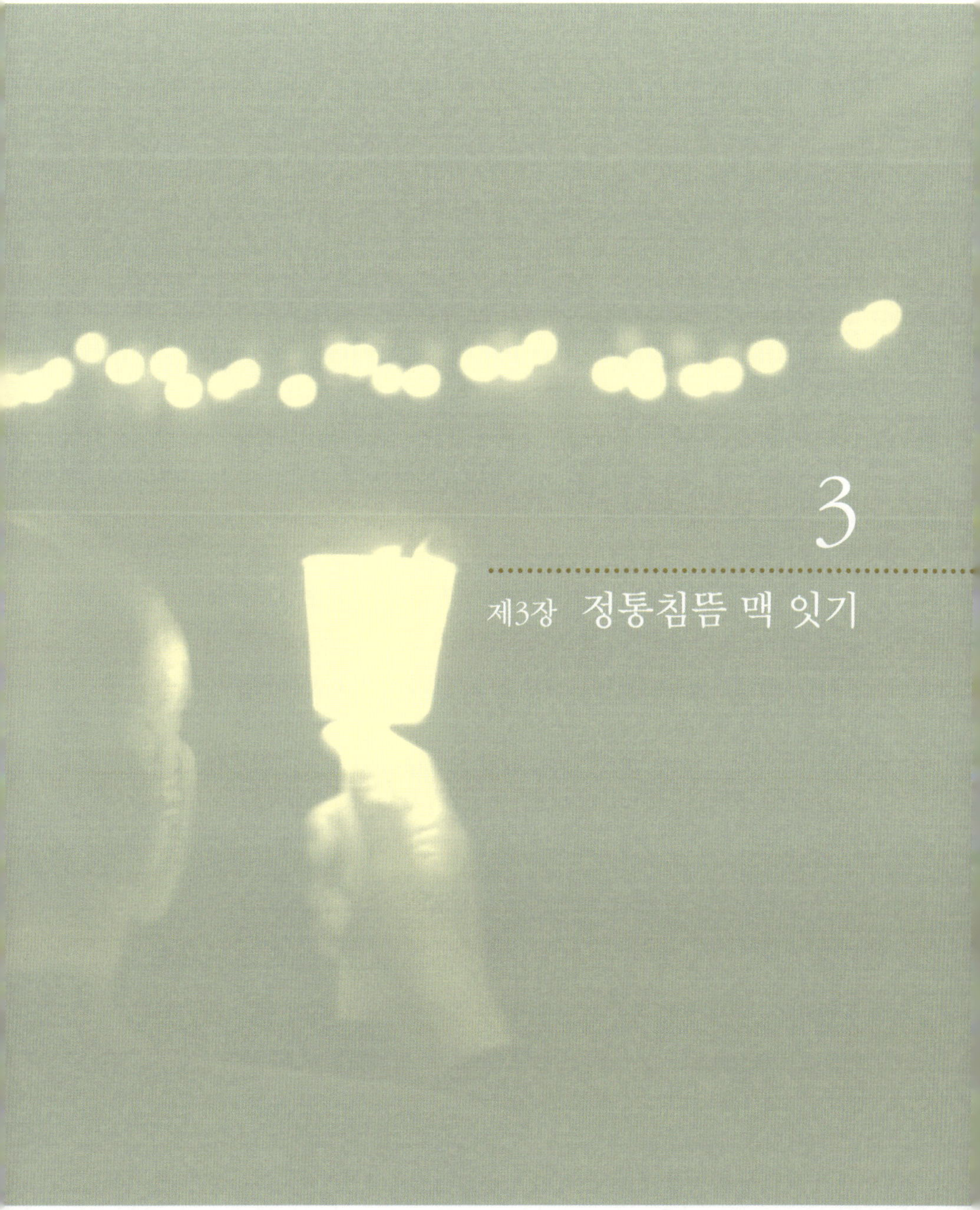

3

제3장 정통침뜸 맥 잇기

1. 생활침뜸과 전문침뜸의 전통

원시로부터 온 탁월한 서민의술

원래 모든 생명체는 스스로 자신의 건강과 생명을 지키고자 한다. 자연환경에 적응해 나가고 상처가 나거나 병이 들면 스스로 치유할 수 있는 기능을 갖추고 있다.

침뜸의학은 이러한 생명체의 자기 존립을 위한 생물학적인 특성을 바탕으로 하여 생겨난 가장 원시적인 자연의술이다. 가려울 때 긁어서 시원하게 하는 것, 아픈 곳을 누르고 도구를 이용하여 자극하는 행위에서 시작된 것이다. 돌침 · 뼈침 등을 만들어 스스로 병을 치료하고 건강을 지키고자 했던 것이다.

뜸은 불을 쬐면서 생겨난 원시 자연의술이다. 수천 만 년 전 원시시대부터 아픈 곳을 따뜻하게 하고, 불로 약한 화상을 입힘으로써 질병을 치료하며 발전시켜온 것이다. 헛배가 부르는 창만병에 도토리 크기의 쑥뜸을 뜨겁게 하였다. 그래도 부작용 없이 병을 치료하는 방법으로 유용하게 쓰였다. 더구나 요즈음 쑥뜸은 쌀알 반만한 크기로 하여 각종 만성병에 훌륭한 치료효과를 보여주고 있다.

모든 사람은 자신의 생명과 건강을 지키기 위하여 식생활과 자연치유법을 배워 익히고 생활에 활용해 왔다. 이렇듯 침과 뜸은 동북아 지역에서 발전해 온 대표적인 자연치유법이다.

체하여 답답하고 머리가 아플 때 손가락에 바늘로 찔러 사혈하는 것은 모르는 사람이 거의 없다.

민간의술의 일반적인 특징은 배운 만큼 써먹을 수 있다는 것이다. 체했을 때 손가락을 바늘로 따서 사혈(瀉血)을 하는 민간의술은 그것만으로도 충분히 침시술이라 할 수 있다. 삼음교라는 혈자리에다 가느다락 피내침(皮內鍼)을 살짝 꽂아두기만 해도 생리통 정도는 쉽게 가라앉는다. 족삼리(足三里)에다 쌀알 반 만하게 작은 뜸을 해도 피로가 풀어지고 노인들은 다리에 기운이 좋아진다.

상투를 하거나 쪽을 찌고 다니던 시절에 남자들은 '동곳', 여성들은 '귀잠(귀이지개)' 이라는 뾰족한 물건을 장식물을 겸해서 하고 다니다가, 응급상황에는 이를 바로 침으로 이용했다. 대표적으로 남녀 교합 시 복상사를 하거나 질경련을 일으키면 머리에 꽂고 있던 장식물을 빼서 회음(會陰)혈을 찔러

소생을 시키고 위급한 상황을 넘겼다.

침뜸은 이렇듯 원시의학으로써 문자가 생기기 이전부터 있어온 전통적인 민간의술이다. 요즈음 같이 지적수준이 높아진 상황에서는 더 말할 필요도 없다. 침뜸이야말로 누구든지 배울 수 있고 또 배운 만큼은 사용할 수 있는 민간의술인 것이다.

이러한 민간요법을 일반인이 활용하지 못하게 하는 것은 침뜸에 대해 대단히 무지하거나, 특정이익집단의 이권을 대변하는 것이라고 밖에 볼 수 없다.

전문업종으로 발전한 침구

원시 침술의 발상지는 조선을 비롯한 동방지역이다. 원시 뜸술은 불을 가까이 하던 북방에서 개발됐다. 침뜸술이 중국 본토보다는 동방과 북방지역에서 나와서 문자로 기록되면서 중국 본토의학으로 발전되었다.

중국의 침구에 대한 서적이 한반도와 일본에 전해진 것은 고구려 평원왕 원년(서기564년) 이라고 한다. 중국 강남의 오(吳)나라 사람 지총(知總)이 침구명당도(鍼灸明堂圖) 등을 가지고 한반도로 들어 왔다가 일본으로 갔다고 전해진다. 이렇게 하며 동북아지역의 전통의술로 자리잡은 침과 뜸은 현대 의학이 밀려들기 전까지 질병을 치료하는 핵심적인 의술로 백성들의 생활 깊숙이 자리를 잡아갔다. 즉 침과 뜸이 동북아 지역에서는 '대체의학' 이 아니라 '정통의학' 인 것이다.

침뜸은 고려시대부터 점차 전문업종으로 발전하기 시작하다가 조선시대에는 침구의(鍼灸醫) 제도가 마련되었다. 세종실록에는 "중추원 부사 황자후(黃子厚)가 건의하여 침구(針灸)를 전문으로 하는 업종을 창설하였고, 가을에 중추원사로 승진하였다. 자후는 의약에 밝아 항상 전의감(典醫監) 제조(提調)로 있었다."란 구절이 있다. 실록에는 조선시대 침구를 전문으로 하는 업종의 창설과정이 소상히 기록되어 있다.

세종은 침뜸전문생을 매년 3명씩 선발하여 전의감 혜민국 제생원의 삼의사에 한 명씩 배속시켰다. 침구전문의생이 관직을 받을 수 없는 경우는 사역원별재생(司譯院別齋生)의 예에 의하여 도목정(都目政)에 교대하여 임하게 했다.

세종24년에는, 제생원(齋生院)을 혁파하여 침구전문생(鍼灸專門生)들을 혜민 제생원(惠民齋生院)에 분속(分屬)시키고, 매년 채용할 때에는 삼의사인(三醫司人)이 아울러 『침구경(針灸經)』을 시험하게 했다.

침구전문의제도가 완성된 것은 성종 대에 이르러서다. 성종3년(1472), 성종은 의학권장(醫學勸奬) 10조를 정하는 중에 침구전문의를 따로 설치할 것을 명하였다. 그리고 성종 16년(1485), 약 1세기에 걸쳐 완성한 조선 최고의 법전『경국대전』의 의과취재(의과고시 또는 의과시험에 관한것)에 침구분야와 약제분야의 취재(取才)를 분리한다고 기록하면서 침구를 분리 · 독립할 것을 법으로 규정하기에 이르렀다.

전통의료가 전문과로 발전하여 약의(藥醫)와 침구의(鍼灸醫)로 전문화 되어 있었다는 것은 역사적 사실이다. 이러한 의료제도는 조선 말 근대의료기관이 처음 시작 될 때도 분명하게 나타난다.

구한말의 의료기관인 내부병원(內部病院)은 1899년(光武3년)에 내부직할병원으로 설치되었다. 여기에는 일반 환자를 진료하는 외에 감옥 죄수들을 구료, 전염병 환자에 대한 피병원(避病院) 설치 등을 실행하였다. 이 내부병원의 직제는 주임급으로 병원장 1인과 기수(技手) 1인을 주고, 판임(判任)급 의사 15인 이하를 두기로 했다. 이들 의사 가운데 대방의(大方醫) 두 명과 종두의(種痘醫) 열명, 외과의(外科醫) 한명, 소아의(小兒醫) 한명 그리고 침의(鍼醫) 한명을 별도로 두고 있었다.

1900년(光武 4년)에 내부병원(內部病院)을 광제원(廣濟院)으로 개정한 뒤에도 본원의 직제에 의사 7인 가운데 대방의와 별도로 침의(鍼醫) 1인을 두고 있다.

이같이 침뜸의와 약의를 구분한 제도는 일제시대에도 마찬가지로 되어, 침구의(鍼灸醫)는 침구사(鍼灸士)로 약의는 의생(醫生)으로 하여 제도를 운영했다. 해방 후 국민의료법에는 침구를 '의료유사업' 으로 하여 침사와 구사를 양성하는 것으로 하였고, 일제시대의 의생과 한약종상에 종사하는 약의를 한방의료를 담당하는 한의생으로 하여 배출해 왔다. 한의생 법통적인 맥은 약의(藥醫)인 것이다.

허준은 침을몰라 … '침의'는 허임

허준이 약과 침뜸을 동시에 하는 사람으로 알려져 있으나 이는 역사적 사실과는 완전히 다르다. 허준은 약의(藥醫)였고, 침의(鍼醫)는 허임이라는 걸출한 어의(御醫)가 또 있었다. 조선실록의 기록을 보자.

선조37년. 밤에 선조에게 갑작스런 편두통이 발작한다. 입시한 의관 허준에게 선조가 묻는다.

"침을 맞는 것이 어떻겠는가?"

허준이 아뢴다.

"여러 차례 침을 맞는 것이 송구스럽기는 하지만, 증세가 긴급하니 상례에 구애받을 필요는 없다. 침의들은 항상 '반드시 침으로 열기(熱氣)를 해소시켜야 통증이 감소된다.' 고 말합니다. 소신은 침놓는 법을 알지 못한다. 허임도 평소에 말하기를 '경맥을 이끌어낸 뒤에 아시혈(阿是穴)[1]에 침을 놓을 수 있다' 고 하는데, 이 말이 일리가 있는 것 같습니다."

잠시 후 병풍이 쳐지고 남영(南嶸)이 혈자리를 정하고 허임이 침을 놓는다. …한달 뒤, 대대적인 포상이 따른다. 어의 허준에게는 숙마1필이 하사되고 허임과 남영은 6,7품의 관원에서 당상관으로 파격 승진을 하게 된다.

여기서도 허준은 분명하게 '소신은 침을 모릅니다' 라고 말하고 있듯이 침의와 약의는 구분이 되어 있었다. 이처럼 조선시대 침뜸전문과 약 전문이 구분되어 있었다. 그럼에도 오늘날 우리나라 한의사들의 집단이기주의 때문에 침을 모른다는 허준이 침놓는 사람으로 되고, 전문침의는 없었던 것처럼 하여 역사까지 왜곡되고 있는 것이다.

1) 아시혈(阿是穴) : 아픈 바로 그 자리(壓痛点)를 혈로 간주하여 질병을 치료하는 경우가 있는데 이 혈을 아시혈이라고 한다.

중국 · 일본도 전문침뜸 역사 천년이 넘어

동북아지역 전통의약은 침구와 한약처방이 분리되어 전문과로 발전하여 왔다. 중국에서는 진(秦)나라 시대부터 구비되어 오던 의관제도(醫官制度)가 수당시대부터 완비되면서 침구는 전문과(專門科)로 정비되었다. 「침사(鍼師)」와 「약방(漢藥房)」을 두기 시작한 것이다. 의과의 대방맥과 소방맥과 등의 '방(方)' 자는 중국어로 '약제처방' 을 뜻하는 것으로 쓰이고, 침구처방을 의미하지는 않는다.

중국의학의 전문과 발전

<table>
<tr><td colspan="14">당(唐) ⇒ 원(元)</td></tr>
<tr><td>鍼灸科</td><td colspan="10">醫 科</td><td rowspan="2">按摩科</td><td colspan="2">呪禁科</td></tr>
<tr><td>鍼灸科</td><td>大方脈科</td><td>小方脈科</td><td>雜醫科</td><td>正骨科</td><td>金瘡腫科</td><td>眼科</td><td>口齒科</td><td>風科</td><td>咽喉科</td><td>産科</td><td>祝由科</td><td>禁科</td></tr>
</table>

당(唐)대에 침구과, 의과, 안마과, 주금과로 4개과이던 것이 송(宋)대에는 9개과였다가 원(元)대의 분과는 13개과가 되었다.

일본도 마찬가지로 국가기구를 정비하면서부터 침뜸이 의료분야의 가장 중요한 축을 이루는 전문분야였다. 일본의 의료제도는 701년 대보률령에 의사, 침사, 안마사, 여의(女醫) 등 이미 전문의 제도를 도입한 흔적을 발견할 수 있다. 일본에서 침뜸전문의료인이 침구사라는 명칭으로 정착되기 시작한 때는 근대적인 법제가 정비되기 시작하던 19세기 후반.

그런데 1945년 종전과 함께 시작된 맥아더 군정은 침구시술을 야만적이라는 이유로 금지시켰다. 이것은 전쟁시기에 미군 포로수용소에 수용된 일본군들이 의약품이 부족한 가운데 침구시술로 질병에 대처하는 모습을 보고 이를 고문의 일종으로 간주하여 침구시술을 한 군인들을 전범으로 처단한 전례에 따른 것이었다. 침구사들은 미군정의 침구시술금지조치에 항의하면서 전국적인 반대캠페인을 전개하였다. 이들의 운동에 대하여 몇몇 현대의학을 공부한 학자들이 침구의 과학적 효과를 입증하여 주었다. 그 결과 맥아더 정부는 침구금지 조치를 철회했다.

일본에서는 침뜸에 대한 현대의학적인 검증 노력이 꾸준히 이루어졌다. 의사들이 침구학을 배우는 것은 필수적이고 면허시험과목에 동양의학개론, 경락경혈학, 침구학 등의 과목이 필수적으로 포함되어 있다. 동시에 침구사들도 교육과정에서부터 현대의학에 대해 충분한 학습을 하도록 하여 침뜸을 현대적 의료에 활용할 수 있도록 한다.

고대 이후 침구술이 꽃피었던 한국, 중국, 일본에서 한결같이 침뜸을 약제처방과 분리하여 발전시켜온 것은 침구술 고유의 특성 때문이다. 침 몇 자루와 뜸쑥, 그리고 시술자만 있으면 환자를 돌볼 수 있는 침구술은 비용이 매우 저렴한 반면 효과는 대단히 탁월하다. 환자와 국민보건, 국가 재정에 있어서는 대단히 유익하고 더없이 경제적인 치료법이다. 반면 의술로 돈벌이를 하려는 사람에게는 침구술이 '힘이 들고 벌이는 얼마 안 되는 노동'으로 천덕꾸러기가 되기 십상이다.

더구나 오늘날 이윤추구를 우선시 하는 시장경제에서 하나의 독립된 전문의학인 침뜸의학을 한약처방에다 섞어버리면 노력에 비해 부가가치가 덜 생기는 침구의학은 치료수단에서 밀려나거나 한약판매의 보조수단으로 전락할 수밖에 없다.

침뜸을 발전시키기 위해서는 서민생활의술로서의 전통을 살려나가는 한편, 하나의 독립된 전문의료로 발전시켜 나가면서 현대의술을 비롯한 다른 의술과 결합시키는 정책이 필수적이다.

2. 침뜸수난시대

동북아 지역의 전통의술은 전 세계적 의술로 각광을 받으며 나날이 발전하고 있다. 중국과 일본과 북한에서는 민간에 광범위하게 퍼져 있던 침구인들을 제도권으로 끌어들여 풍부한 경험으로 전승되어온 전통의술의 맥을 잇도록 했다 또한 전통의술을 현대의학의 바탕 위에 계승 발전시켜 환자의 치료에 활용해 나가고 있다. 미주와 유럽 각 국에서도 동양의 지혜인 침술을 배우고 현대 의료에 적극 활용해 나가고 있다. 그러나 한반도의 남단에서만은 그렇게 널리 활용되던 침뜸이 반세기 동안 침체의 늪에서 헤어나오지 못하고 있다. 왜 이렇게 되었는가?

첫째, 민간 침구인들이 제도권으로 수렴되는 과정이 한 차례도 없이 핍박만을 당해왔기 때문이다. 둘째, 한약을 중심으로 하는 한의사에게 침구를 독점시켜 침구를 한약판매의 보조수단으로 전락시켰기 때문이다. 셋째, 전통의술과 현대의학 사이에 서로 넘어가지 못하게 철조망을 쌓아놓아 전통

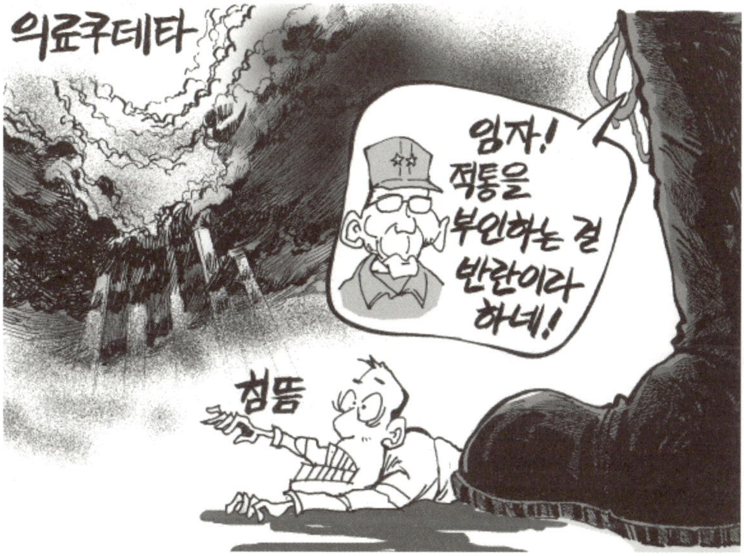
의료쿠데타
임자! 전통을 부인하는 걸 반란이라 하네!
침뜸

의학의 핵심인 침뜸을 현대적 의학으로 발전시키지 못하게 만들었기 때문이다.

정통침뜸 맥 끊은 의료쿠데타

전통의술은 대부분 민간에서 광범위하게 전승되어 오는 의술이다. 따라서 전통의술의 맥을 이으려면 일차적으로 민간 의료인들의 의술을 검증하여 활용하는 데서 시작 할 수밖에 없다. 우리의 전통의술은 일침이구삼약(一鍼二灸三藥)으로 요약된다.

그런데 우리의 전통의술의 핵심인 침뜸은 해방 이후 대한민국이 건국되고 나서 박해만을 당해왔다.

해방 후 우리 정부가 제정한 최초의 의료관계법은 1951년 공포된 국민의료법, 이 법률은 의사 · 치과의사 · 한의사 등을 의료업자로 규정하고 접골 · 침술 · 구술 · 안마술업자 등은 의료유사업자로 정했다. 그런데 보건사회부는 법률에 명시한 대로 의료유사업자제도에 대한 주무부령을 제정하지 않아 침구사 배출이 원천 봉쇄되어 있었다.

연기를 거듭하던 의료유사업자에 대한 주무부령이 제정된 것은 국민의료법이 제정되고 10년 가까이 지난 4.19이후, 1960년 11월이 되어서야 비로소 의료유사업자령과 자격시험 규정이 제정되기에 이르렀다. 침사나 구사 등의 자격시험은 보건사회장관의 지시에 의하여 매년 1회씩 서울특별시장 또는 도지사가 시행하도록 되어 있었다.

당시 우리나라에는 침사 및 구사 자격시험이 시행되기를 고대하는 이들이 있었다. 문교당국이 인가한 11개의 침구사 양성기관에서 소정의 교육을 마친 5천여명의 졸업생들이었다. 주무부령이 제정됨에 따라 이들 졸업생은 침구사가 될 수 있는 길이 열리는 듯했다.

그러나 자격시험은 단 한 차례도 시행되지 못했다. 5 · 16

직후인 1962년 3월20일 국민의료법을 전면적으로 개정한 의료법을 만들면서 의료유사업자제도에 관한 규정을 없애 버렸기 때문이다. 그 결과 우리나라는 해방 후 한 명의 침구사도 배출하지 못하게 되었다. 다만, 해방 이전에 침구사 자격을 취득한 기(旣) 자격취득자에 대해서만, '당시의 의료유사업자의 자격과 기타 의료상의 권리는 동법(同法)에 의하여 취득한 것으로 간주한다' 는 경과규정을 두었을 뿐이다.

민간 침구인들과 침구사 양성기관 출신자에 대하여는 단 한 차례도 구제의 기회를 주지 않고 있다가 1962년 박정희 정권이 등장한 직후 갑자기 아무 이유 없이 침구사 양성제도 자체를 폐지해 버린 것이다. 이것이 우리나라 전통침뜸의술의 맥을 끊는 의료쿠데타 과정이다.

침뜸 모르는 한의사에게 '침구독점'

이와는 대조적으로 첩약(약제)의료에 종사하던 사람을 위해서는 1952년부터 매년 검정시험을 실시하여 한의사가 될 수 있는 기회를 부여했다. 이 검정시험규정은 6개월 내지 1년 과정의 단기양성기관(각종 관인학원) 출신자는 물론 무학력으로 한의업(약제상 등)에서 10년 이상 종사한 사람에 대하여

도 5년간은 한의사국가시험 응시자격 검정시험에 응시할 수 있는 자격을 부여했다.

한약업 관련 종사자들에 대한 검정시험은 1963년 10월에 의한 공고까지 14회에 걸쳐 이루어졌고 검정시험과 자격시험을 모두 통과해 한의사가 된 사람의 수는 2천명에 이르렀다. 당시 한의사의 수가 3천명 선이었으니 대단히 많은 숫자이다.

보건복지부는 1962년 이후 침구의료행위가 한의사의 업무영역으로 제도정비가 됐다고 주장하고 있다. 하지만 침구는 전혀 배우지도 않고 자격시험에 침구학이 한 과목도 없던 한약 전문인들에게 침구를 하도록 했다는 것 자체가 어불성

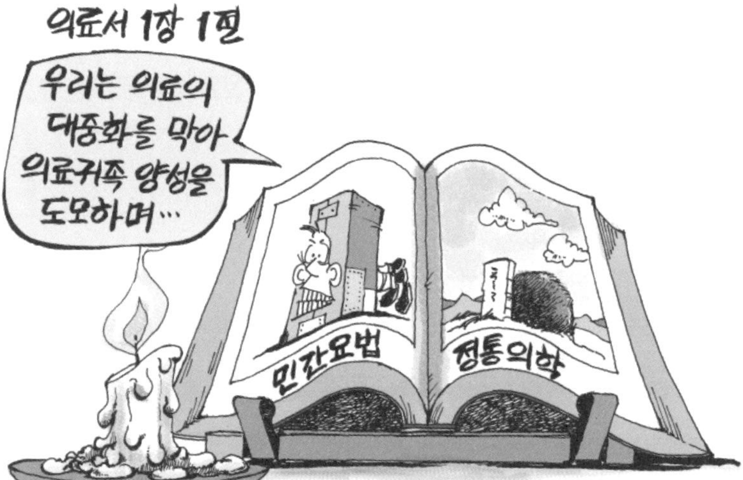
의료서 1장 1절
우리는 의료의 대중화를 막아 의료귀족 양성을 도모하며…
민간요법
정통의학

설이다.

침사 · 구사 등의 양성과 배출에 관한 규정을 삭제하면서 이 업무를 누가 대신할 것인지에 대해서는 법률에 전혀 명시하지 않았다. 그럼에도 한의계는 침술과 구술을 한의학적 치료방법이라고 주장하면서 처음에는 강제적으로, 이후에는 암묵적으로 침구시술권을 독점하기에 이르렀다. 보건의료당국은 침구에 관한 학습여부는 물론 능력 여부에 대한 검정도 전혀 거치지 않은 채 한의사들에게 침구시술권을 허용한 셈이다.

문제는 여기에서 그치지 않는다. 보다 큰 문제는 침구술을 모르는 원로 한의사들이 각 한의과 대학의 교수로 재직했다는 사실이다. 첩약전문이었던 의생들이 하나뿐인 한약전문학원을 운영하다 1960년대 중반 재정난으로 경희대로 넘어가 의대가 되고 경희의대 내에 4년제 한의과가 생긴 것이 한의대의 뿌리이다.

한약만을 위주로 공부한 한의사들이 교수가 되었으니, 우리나라 대부분 한의대에서는 제대로 맥을 잇는 침구교수가 없는 것이다. 그 후 경희대를 포함하여 10여개의 한의대가 생겼으나 한약을 중심으로 가르치고 침뜸은 뒷전으로 되어, 침과 뜸의 맥을 제대로 이을 수가 없었다.

첩약술과 침구술은 다같이 우리나라의 전통의료지만 그 특성이 달라 선조들은 삼국시대부터 약제전문의와 침구전문의를 제도적으로 분리 · 전문화시켜 운용해 왔다. 전통침뜸의술을 계승해 오던 민간침구인들을 제도권으로 수렴하지도 않고 약제만을 공부한 한의사에게 침구술을 독점시키려 한 것은 침구의 맥을 끊겠다는 것이다.

오늘날 한의사의 주된 수입원이 침이 아니라 약임은 주지의 사실이다. 한의계 일각에서는 한의원을 찾는 환자에게 침시술을 많이 한다고 주장한다. 그러나 대부분의 경우, 침은 한약 판매를 위한 유인수단 또는 보조수단일 뿐이다.

젊은 한의사들 중에는 침술에 관심을 보이는 경우가 있으

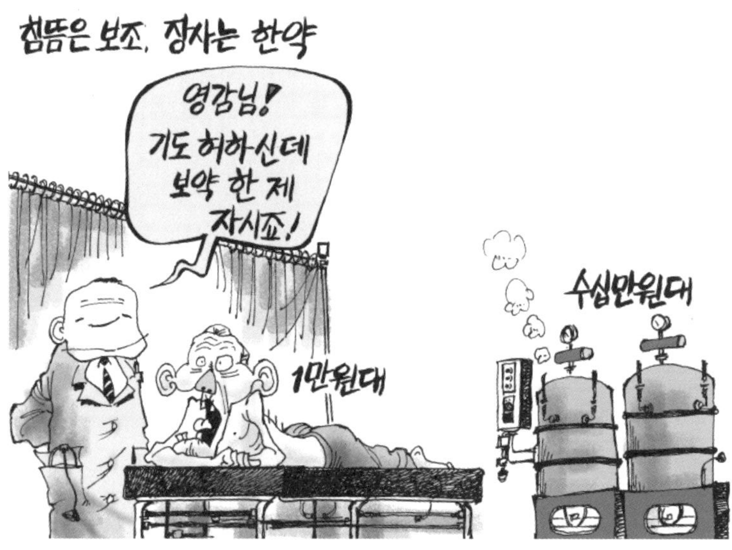
침뜸은 보조, 장사는 한약
영감님! 기도 허하신데 보약 한 제 자시죠!
1만원대
수십만원대

나 침뜸을 해서는 한의원 운영이 어렵다는 것이 솔직한 이야기다. 환자부담금과 보험급여비를 합해 1만원 남짓의 침 값을 받아가며 손수 시술해야하는 침구시술만을 고집하기는 어렵다는 것이다. 이에 비하여 한약판매는 비교가 안 될 정도로 큰 수입이 되기 때문이다.

자연히 침뜸으로 병을 고치기보다는 한약 판매의 보조 수단으로 침구를 하다보니 침구술의 발전은 없다. 한의사의 형식적인 침 시술로 효과를 보지 못하여 침에 대한 환자들의 불신만 커지는 것이다.

한의대 학장을 위시하여 침을 알지 못한 교수를 찾아 침구가 한의사 독점 의술인가를 세상에 말하여 주기를 정부에 말해 본다.

전통의술과 현대의술 사이의 장벽

필자는 화상을 침으로 흉터 없이 말끔히 치료할 수 있는 방법을 개발했다. 하지만 이 탁월한 치료법을 논문으로 정리하여 세상에 알리기 시작한 지 10년이 넘었지만 아직 진료현장에서 일상화되지 못하고 있다. 화상을 입은 환자들은 우선 병원의 응급실을 찾을 것이다.

그런데 병원응급실에 침시술을 할 수 있는 의사가 없고 침이 있을 리 없다. 화상침치료법을 배운 의사들도 화상을 침으로 치료하여 탁월한 효과를 보고 있지만 의사가 침시술을 한다고 영업정지되는 사례까지 있어 늘 불안하다. 전통의술을 한의사라는 특정의료인들에게 독점시켜놓은 데 따른 폐해의 한 단면이다.

전통의학이 오늘날 다시 재조명되고 의료현장에 광범하게 쓰이는 것이 전 세계적인 추세이다. 그러나 우리나라는 전통적 의료와 현대적 의료 사이에 넘어설 수 없는 장벽이 놓여 의술의 발전을 가로막고 환자들에게 고통을 더하고 있다.

이러한 사정에도 불구하고 전 세계 의학계가 적극적으로 받아들여 침술을 활용하자 한국의 의사들도 침구학에 깊은 관심을 보이며 여러 침뜸교육기관을 찾아 침구학을 배우고 익히고 있다. 현대의학의 한계를 극복해 나가려는 치료의학의 범부 가운데 침구학은 중요한 비중을 차지한다. 동양의 침뜸이 서구로 건너가서 거기서 다시 역수입된 새로운 침법인 IMS(근육자극요법)는 요즈음 모르는 의사가 별로 없을 정도이다. 한의사들의 반발에도 불구하고 침시술이 늘어나면 전통과 현대 사이에 쳐 놓은 장벽은 무의미하고 결국은 무너질 수밖에 없다.

들풀 같은 생명력, 침뜸의 부활

침과 뜸은 이 땅의 역사가 기록되던 그때부터 백성들의 삶과 함께 해온 탁월한 우리의 전통 민간의술이다. 백성들의 삶 속에 뿌리를 내린 생활의술은 쉽게 없앨 수 없다. 처음부터 민간의술로 백성들 사이에서 활용되어온 침뜸은 들풀 같은 생명력을 가지고 있다. 침술은 그 방법이 간단하고 효과가 빠르기 때문에 언제 어디서든지 아픈 사람에게 손쉽게 시술해 줄 수 있다. 이러한 침술의 특징 때문에 고통스러워하며 한번

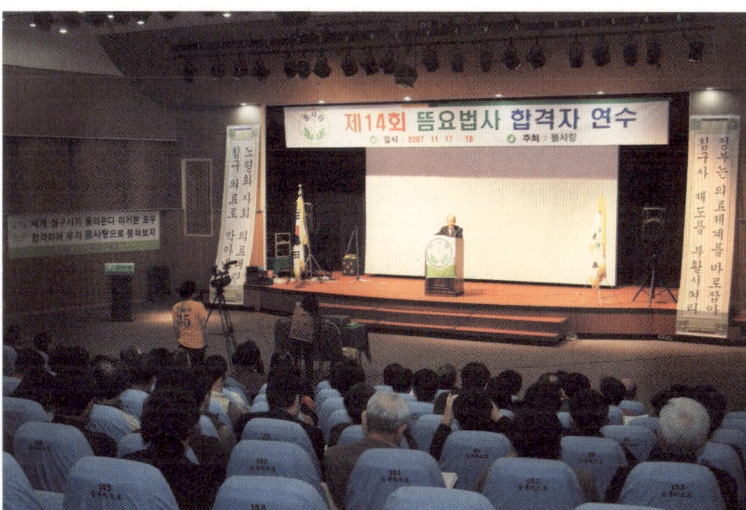
제14회 뜸요법사 합격자 연수
정부는 의료체계를 바로잡아
침구사 제도를 부활시켜라

정통침뜸을 배워서 봉사활동을 위한 자체자격시험에 합격한 뜸사랑 뜸요법사들의 연수현장

만 손 봐달라고 찾아온 이웃에게 침을 놔 주게 된다. 그렇게 하여 병이 나으면 금방 소문이 퍼져 찾아오는 사람들의 수가 늘어난다.

침구양성제도가 없어진 뒤부터는 무면허 침술 행위에 대한 단속이 대단히 심했다. 검문검색 중에 가방 속에 침이 발견되기만 해도 구속되던 시절까지 있었다. 죽을 지경이라며 침을 놔달라고 매달리는 함정 수사에 걸려 침을 놓다가 구속이 되는 사람도 허다했다.

한의사들은 민간 침구인들을 끊임없이 고발하였다. 침뜸교육의 경우도 한의사들은 눈에 가시처럼 여긴다. 1990년대 전반까지만 해도 침뜸을 가르치는 행위조차 불법으로 치부되어 한의사들의 고발이 끊임없이 이어졌다. 1995년 모든 강습행위는 원칙적으로 등록을 하지 않아도 된다는 국민고충처리위원회의 결정이 있고 나서야 침뜸교육이 각 사회교육기관에서 대대적으로 활성화되기에 이르렀다.

최근 들어서는 대안대학으로 자리를 잡기 시작한 녹색대학 자연의학과에 침구전공과정이 개설되었다. 또 광주의 송원대학에서는 뜸을 중심으로 교육하는 자연요법학과를 개설하자 지원자가 넘쳐났다.

맹인학교에서는 교육부에서 만든 교재로 침뜸을 전문적으

로 교육하고 있다. 지금 맹인 안마사들이 침술원 간판을 내걸고 침시술을 하고 있는 것은 '3호 이하의 침은 자극기구다' 라는 1988년 보건사회부의 유권해석에 따른 것이다. 이에 대해 침구의 독점을 주장하는 대한한의사협회가 '안마사 침술자격 부여처분 무효확인 청구소송' 을 내는 등 집요하게 방해해 왔지만 맹인들이 생명을 걸고 강력히 반발, 현재까지 유권해석으로 침시술을 하고 있다.

필자는 침구사 제도를 만들기 위해 여러 가지 활동을 해 오다 고령에 이르러 전통 침뜸술의 맥을 이을 침구인 양성이 더 시급해져 10년 전부터 침뜸교육에 나서고 있다. '배워서 남 주자!' 라는 구호 아래 침뜸교육을 받은 사람들로 하여금 시험을 거쳐 뜸요법사들을 배출, 이들을 중심으로 지금 전국 각지에서 연간 15만명 65세이상 생활보호대상 노인들에게 무료진료활동을 벌이고 있다.

그리고 뜸사랑, 정통침뜸연구소, 포천중문의대 대체의학대학원 등은 북한의 전통의학 분야 최고기관인 고려의학과학원과 침뜸학술토론회를 갖는 등 남북침뜸교류에도 적극 나서고 있다.

정부에서 끊은 정통침뜸의 맥을 민간에서 이어나가려고 애를 쓰고 있는 것이다.

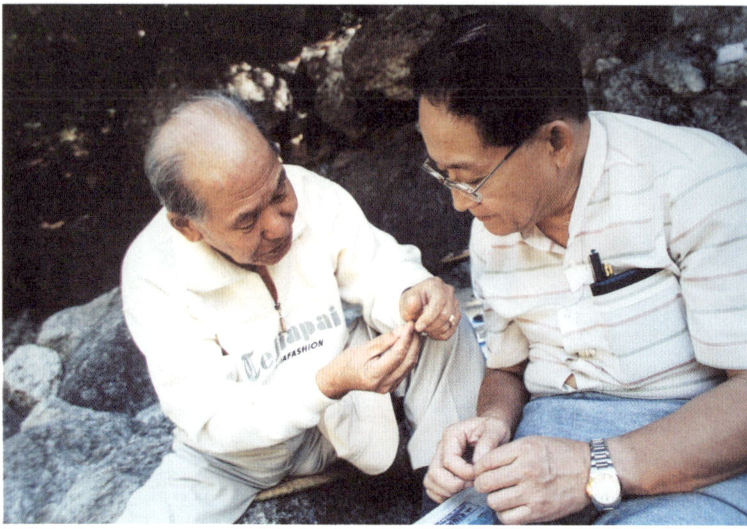

아태 리종혁 부위원장과 2003년 8월 묘향산에서 만나 화상침 치료법과 무극보양뜸을 설명하면서 남북침뜸교류협력에 관해 논의했다. 신의사들도 침뜸을 할 수 있고 고려의사도 현대의술을 활용할 수 있는 북한에서는 남한과 달리 화상침치료법을 의료현장에 활용하는데 아무런 제도적인 장애가 없다고 한다.

3. 한의사 침구독점권 없다.

어느 원로 한의사의 고백

지난 1995년 대한한의사협회장까지 지낸 바 있는 원로 한의사 배원식씨는 '자신은 침구를 배운 바도 없고 시술할 능력도 없다' 고 밝히고 '한의사 면허로는 침구를 할 수 없다' 고 국민고충처리위원회에 민원호소까지 냈다.

위 '청원서' 를 제출한 배원식씨는 청원서에서 청구인이 취득한 한의사 면허 범위는 순수 한약재에 의한 한방의료 행위만을 전담하는 한의사 면허이며, 본인은 지난 60여 년간 임상에서 한방의료행위 외에는 일체 취급한 사실이 없다고 밝히고 있다. 그는 또한 '면허 취득 당시 침구시술행위가 검정과목에서 제외되어 침구 시술을 행한 적이 없다' 라고 말하고 있다. 그런데 배원식씨가 제출한 청원서에 대하여 의료보험조합연합회는 '현행 의료법상 한의사 면허를 소지하고 한의원을 개설한 자는 침구 행위가 가능하다. 따라서 청구인의 침구

시술행위도 위법이 아니고…' (후략)라는 회신을 보냈다. 이에 따라 국민고충처리위원회는 청원이 이유 없음을 들어 각하했다. 위 청원서에 대해 국민고충처리위원회는 단 한번도 침구술을 배운 적도 없고 시술한 적도 없는 사람에게 국민의 보건과 의료를 억지로 떠맡긴 것이나 다름없다.

침구를 전혀 배우지 않고 시술능력도 없으며 검정과정도 전혀 거치지 않은 한의사의 침구시술은 법률적으로 문제가 있다.

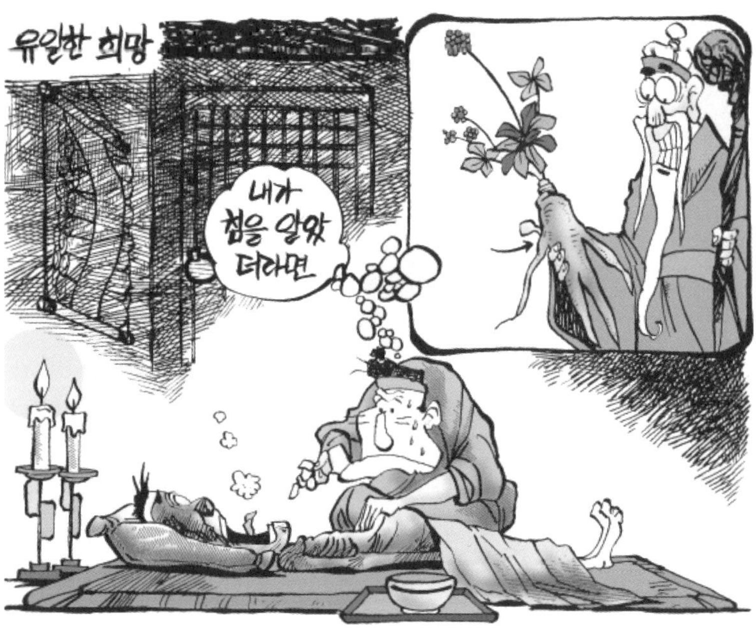

침구는 한방에 속하지 않는다.

우리나라의 '의료법 2조1항은 의료인은 의사, 치과의사, 한의사, 조산사, 간호사를 말한다' 라고 규정하고 있다. 한의사는 의료법 2조3항에서 '한방(한약방)의료와 한방(한약방)보건지도에 종사함을 임무로 한다' 라고 정하고 있다. 그렇다면 한의사의 임무인 한방(한약방)의료는 무엇인가. 한방(韓方)이란 원래 중국 한나라의 약 처방이라는 뜻으로 써 오던 말이다. 중국말로 方(fang)은 '약의 처방' 이라는 뜻이다. 한방의료라 함은 약 처방 의료를 말하는 것이다.

우리와 같이 한자문화권에 속하고, 근대에 들어서는 우리나라 제도형성과정에 크게 영향을 미친 일본에서도 한방은 약제처방이라고 풀이하고, 침뜸은 한방(한약방)과 전혀 별도이다. 따라서 한방이라고 하면 약제처방을 나타내는 것이지 침구처방을 나타내는 말이 아닌 것이다.

우선 한방을 담당하는 한의사가 침구를 행할 자격을 갖고 있었는지 우리나라에서 한의사 자격 취득에 대한 연혁을 살펴볼 필요가 있다.

침구 의료와는 전혀 업종이 다른 한약종상에게 무학력으로 10년 이상 종사한 경력만 있으면 한의사가 될 수 있는 자격을 부여했다. 따라서 이들 한약종상에게 한의사면허시험에 응시

할 수 있도록 자격을 부여해 한의사를 배출했다는 것은 당시 국가가 한의사는 침구시술과는 전혀 관계없다는 사실을 인정해 제도를 마련한 것이 틀림없다.

또한, 당시 한의사면허 검정시험과목을 보더라도(4285. 4. 1. 공고 39호 제1회 시험부터 1963. 10. 8. 공고 1056호 제14회 최종시험까지) 생리학, 약물학, 병리학, 해부학, 위생학, 진단학, 내과학, 소아과학 등으로서 침구과목은 완전히 배제되어 있었고, 이는 한의사 국가시험 본 과목에 있어서도 마찬가지였다.

결국 위와 같은 한의사 면허 검정시험 및 본시험에 이르기까지 침구지식에 관한 것은 완전히 배제되어 있었던 점들을 고려하면 당시 침구에 관해서는 한의사의 영역이 아니라는 것이 명백하다. 이와 관련해서 대법원 역시 1961년 판결(대법원 4292행상122호 판결)에 의해 "침구사 자격증이 없는 한의사가 침구를 시술해서는 되지 않는다."라는 판결을 선고한 적이 있다.

이와 같이 의료법 제정 당시 한의사 면허자는 법률적으로 보아 면허범위에서 침구시술행위가 완전히 배제되어 한약의료전문인이라는 사실은 명명백백하다.

이러함에도 보건당국이 한의사들에게 침구시술을 허용한 것은 침구는 전문적으로 교육을 받거나 검증을 거치지 않아도 의료영업을 할 수 있는 민간의료행위로 인정하고 있거나, 아니면 이들 한의사들에게만 무면허 의료행위를 불법적으로 허용한 것이 될 것이다.

한의사가 의료유사업자인가?

현행의료법상 침사와 구사는 의료유사업자이다. 더 이상 배출하지는 않고 기존의 침사와 구사에게만 침구면허를 주고 있기는 하지만 현행 법률상 의료행위와 의료유사 행위는 엄격히 구분해 놓고 있다.

의료인의 종별을 나누어 그 임무를 설명하고 있는 의료법 제27조 2항에도 의료유사업자에 관한 규정은 없다. 의료유사업자와 안마사에 관한 규정은 제81조와 제82조에 규정하고 있다. 의료법 제27조 제2항에 의료유사업자의 경우는 의료인과는 별도로 '면허' 는 '자격' 으로, '면허증' 은 '자격증' 으로, '의료기관' 은 '시술소' 로 하는 등 분명히 의료인의 그것과는 다르게 명시하고 있다. 한의사는 의료법 제2조(의료인) 제1항의 규정에 의하여 의료인으로 규정하고 있다. 그런데 의료인이 의료유사업을 할 수 있을까?

우리나라 의료법 제27조에는 "의료인이 아니면 누구든지

의료행위를 할 수 없으며 의료인도 면허된 이외의 의료행위를 할 수 없다."라는 규정을 두어 의료 면허주의를 엄격히 적용하고 있다. 따라서 의료유사업자가 아닌 한의사가 의료유사행위를 했다면 이는 명백히 의료법을 위반하는 것이 될 것이다.

안마업을 안마사 이외에는 어느 '의료인'이라도 할 수 없도록 되어 있는 것과 마찬가지로 침사·구사가 하는 업을 다른 의료인이 할 수 없는 것이 합리적인 법해석일 것이다. 그런데 보건당국이 유독 한의사에게만 의료유사업을 허용하고 있다. 도대체 납득이 되지 않는 부분이다.

한의사는 침구학을 배우기 때문이라고 한다면 누구나 배워 잘 할 수 있다면 이를 업으로 하는 것이 허용되어야 한다는 이야기가 된다. 보건당국도 의료법에서 한의사의 침구시술을 허용하는 규정이 없음을 인정하고 있다.

당국이 내세운 한의사의 침뜸허용을 인정하는 규정이란 의료법 시행규칙 제8조와 제30조를 가리킨다. 의료법 시행규칙 제8조의 시험과목에 관한 규정이 한의사의 침구 시술권을 인정하는 법조항이라고 한 보건당국의 주장은 유권해석에 불과하다. '국가시험에 통과하기 위하여 침구학을 공부하였으니 그 시술권을 갖게 한다'는 것은 법에 규정된 권리가 아니다. 그렇다면 침구학이 시험과목에 전혀 들어 있지 않던 1962년 이전에 한의사 자격시험에 응시 자격을 획득한 2,000여명의 한의사는 이 해석으로도 침구시술권을 가질 수 없다. 이는 보건당국의 유권해석이 엉터리라는 점을 단적으로 드러내는 것이다. 보사부의 이러한 유권해석은 명백한 법률위반이다. 유권해석에 의해 하위법인 의료법 시행규칙이 상위법인 의료법을 위반한 것이기 때문이다.

보건당국의 잘못된 유권해석에 의하면 한의사들이 법률이 허가하지 않는 의료유사업(침사 · 구사의 업)을 한 것이 되어 '의료인이라도 면허된 이외의 의료행위를 할 수 없다' 는 의료법 제 27조에도 위배된다는 결론에 이르는 것이다.

보건당국이 근거로 내세운 또 다른 조항인 의료법 시행 규칙 제30조는 '진료과목 표시' 에 대한 항목이다. 이 규정에 의하면 한방병원 또는 한의원에 있어서는 한방내과, 한방부인과, 한방소아과 등과 함께 침구과를 진료과목으로 쓸 수 있다는 것이다. 그러나 이 규정에 의해 한의사가 침구를 시술할 수 있다는 보사부의 해석은 '단지 표기할 수 있는 진료과목 안에 침구과가 들어있다' 는 뜻인데 이는 상위법에 규정되지 않은 것을 표기하도록 해 놓은 것이니 이 또한 상위 법률을 위반한 유권해석일 뿐이다. 이 규정 또한 한의사가 유사의료업인 침뜸진료를 할 수 있다는 근거가 될 수 없다. 한의사는 의료유사업자가 아닌 것이 명백하므로 한의사가 의료유사업을 할 수는 없는 것이다.

의료유사업이 한방의 범주에도 속한다고 하면서 한의사가 할 수 있도록 한다면 의료유사업은 의료의 범주에도 속하기 때문에 모든 의료인이 할 수 있어야 한다. 보건당국에서 이러한 의료유사업자도 아닌 한의사에게 침구를 광범위하게 허용하고 있는 것으로 볼 때 침구와 같은 의료 유사행위는 민간요법으로 누구나 할 수 있는 것으로 밖에 이해할 수 없다.

4. 21세기 침뜸 세계를 가다.

건강하게 사는 것이 최대의 과제가 되고 있는 가운데 동북아 전통의학인 침뜸은 세계 각국에서 새롭게 주목받고 있다. 침뜸으로 승부하는 21세기 보건의료를 일본, 중국, 미주와 유럽 각국의 순으로 알아본다.

[일본] 고령사회 침뜸이 지킨다.

대규모 침구사 양성체제 확립

"21세기 들어 국민 5명 중 한사람이 노인인 사상초유의 고령자 사회를 맞이하여 옛날부터 국민의 건강유지에 공헌해 온 동양요법에 대한 관심이 높아지고 있다. 또한 젊은이들 사이에서도 어깨 결림, 요통 등 각종 이상을 호소하는 사람이 늘어나 크게 주목을 받고 있다."

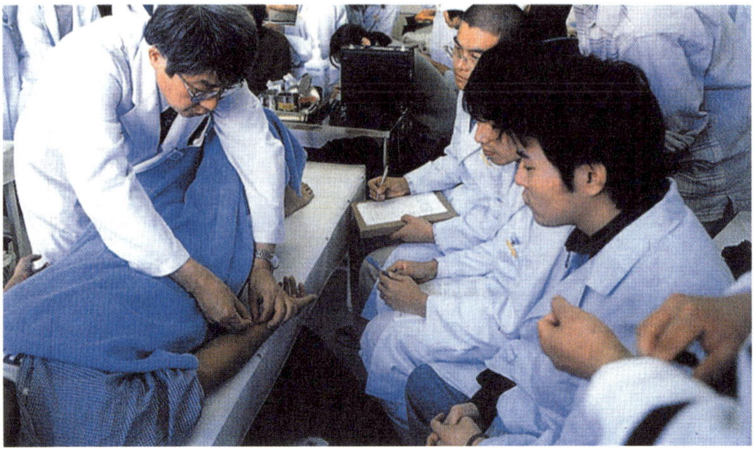

일본 침구대학의 침구실기 교육. 일본에서는 침구사를 1990년대 연간 2천~2천5백명 정도 배출하다가 21세기 들어서는 연간 5천여명의 침구사를 배출하기 시작했다.

일본의 침구사 국가시험 주관기관인 동양요법시험연수재단의 설립취지문에서는 고령화에 대한 대책을 동양요법에서 찾고 있다. 일본에서 동양요법이라고 하면 침과 뜸 그리고 안마 · 마사지 · 지압을 말한다. 한방은 동양요법 안에 들어 있는 것으로 보지 않는다. 이것은 한방은 의가 아니고 약이기 때문이다.

일본의 침구사법은 2차대전 후 1947년에 아하기법(안마 · 마사지 · 지압사 · 침사 · 구사 등에 관한 법률)이라는 독립적인 법률로 제정됐다. 이 법률에 따라 각 지방자치단체에서 침구사 시험을 실시하여 배출해 왔다.

이 침구사법이 40년 동안 한번도 개정을 하지 않다가 처음 개정이 된 때는 1988년. 고령화 사회 일본에서 침과 뜸이 보건의료에 대단히 훌륭한 역할을 할 수 있다는 판단에 따라 자질 높은 침구사를 양성해 내기로 한 것이다. 침구사 자격시험을 종래 지방자치단체에서 국가시험으로 끌어올려 후생대신의 면허로 하고, 침구사 양성시설의 입학자격을 대학입학자격자로 끌어올렸으며, 수학연한도 3년이상으로 고치는 등 침구사 제도를 체계화시키는 결정적 계기를 마련하게 된다.

그리고 21세기를 눈앞에 둔 1999년에 일본에서는 침구사 양성시설에 관한 사항을 개정하면서 침구사를 수적으로 크게 확산시키는 계기를 마련한다. 고령화와 질병구조의 변화에 따른 질 높은 의료서비스를 광범위하게 제공하도록 해야 한다는 국민들의 요구에 따라 침구사 양성기관의 수와 정원을 대폭 늘리는 정책을 발표한 것이다.

이 같은 정책이 발표된 이후 일본의 침구사 수는 급속히 늘어나고 있다. 침구사가 될 수 있는 3년 이상 과정의 침뜸전문교육기관이 크게 늘어 2003년 현재 140여 곳이 넘는다.

맹인이 아닌 일반인을 위한 침구전문대학이 2001년에 38개교이던 것이 2003년에는 60개 학교로 매년 10여곳이 새로 설립된다. 정원을 30~60명 정도로만 봐도 일본 전역에서 매년 적어도 4천~5천여명이 넘는 침구전문인력이 배출될 것으로 보인다.

침뜸의학은 의사들의 필수과목

동양요법 시험연수재단 관계자들은 "의사들이 침구를 공부하고 의사시험에도 침구학이 들어있어 침구학을 배우지 않으면 의사가 될 수 없다"고 밝히고 있다. 또한 "의료인은 환자를 치료하는데 필요하면 어떤 의술이든 쓸 수 있도록 해야 하는 것 아니냐"며 반문한다.

명치침구대학에서는 침구학을 치료의학, 예방의학, 건강의학, 노년의학 등으로 나누고, 침구의학이 단순한 전통의학에 머물지 않고 인간의 자연치유력으로 병을 치료하는 비약물요법으로 더욱 발전시키려는 수준 높은 노력을 기울이고 있다.

침구대학 안내자료에는 MRI와 침구, 아토피와 침구, 치과 침구, 스포츠침구 등의 제목들이 소개되어 있어, 침뜸의학이 새로운 분야를 개척해 나가고 있음을 실감할 수 있다.

특히 비만, 혈압, 당뇨, 스트레스 등 난치병이나 고질병에 대한 침구치료도 활발이 전개하고 있다. 일본에서는 현재 '침구의 활약분야가 21세기에는 한층 넓어진다'는 슬로건 아래 침구진료의 대상영역을 신경운동기계, 내과계통, 치과 산부인과 등 각 과, 통증클리닉, 스포츠의학, 정신보건, 노인보건,

재활, 산업보건, 터미널 케어(말기환자 돕기)등으로 개척해 나가고 있다.

침뜸의학을 각 부분별로 전문화된 치료가 가능한 첨단의학으로 발전 시켜나가고 있는 것이다.

[중국] 세계를 뚫은 중국 침술

죽의 장막으로 알려졌던 중국. 30년전 닉슨의 중국 방문 때 중국은 침으로 환자를 마취하여 수술하는 장면을 보여주면서 개방의 문을 열기 시작했다. 거대한 중국이 전세계를 상대로 침시술을 한 것이다. 그 후 전 세계에는 침술 붐이 일어났다. 그리고 지난 1999년 11월 WTO 가입이 성사된 이후 중국은 다시 침으로 세계시장을 뚫고 있다. WTO 도하개발아젠다 국가간 협상에서 중국은 전통의학과 교육분야를 포함한 보건의료 분야에서 광범위한 개방을 요구하고 있다.

'중의'와 '침구' 구분으로 전문역량 높여

중국의 중의사는 한국의 한의사와 약 1/3정도만 같고 2/3는 다르다고 할 수 있다. 그 이유는 첫째가 중국의 중의사는 전통의학적인 방법뿐 아니라 현대적 의료장비의 사용과 현대의학적인 시술을 마음대로 할 수 있기 때문이다.

그리고 중의사는 교육과정이나 진료현장에서 중의전공과 침구전공으로 전문화되어 있다는 것이다. 중의학과에서는 약제처방을 중심으로 한 중의를 위주로 배우고, 침구학과에서는 침구학을 중심으로 배운다. 실습에서도 차이가 난다. 중의과 학생들도 침구 실습이 있기는 하지만 침구과 학생들에 비해 1/10정도에 불과하다.

중의대 교육과정은 3년제와 5년제 등이 있다. 5년제 침구과를 졸업하고 나면 1년간의 임상실습을 거친 후에 의사면허시험을 봐야한다. 이 시험에 합격하면 직업의사가 된다. 3년제를 졸업하고 직업의사 시험을 보지 않은 경우를 조리의사(助理醫師)라고 부른다. 조리의사도 직급과 급여에서 차이는 있으나 진료실에서 독립적인 판단에 따라 침구시술을 할 수 있다.

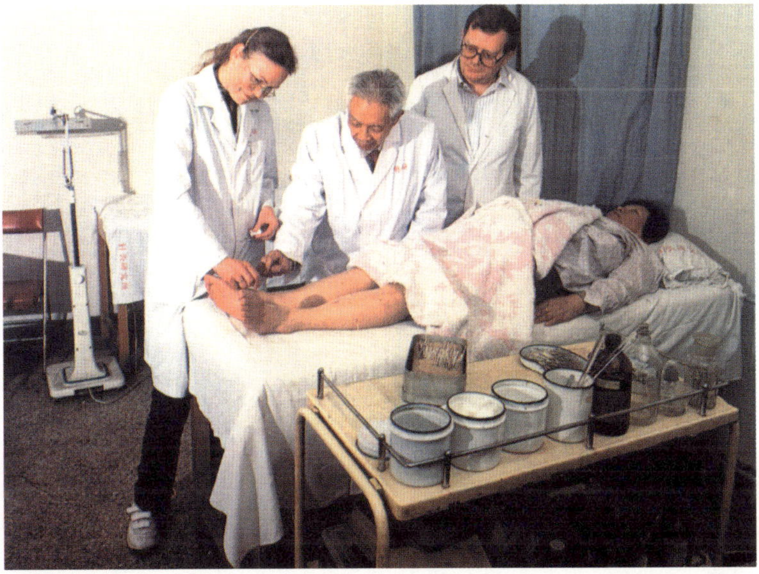

침술을 배우러 중국으로 온 서양의사들. 중국은 민간의술을 광범위하게 제도권으로 수렴하여 이를 바탕으로 한 전통 침술을 전 세계로 수출하여 외화를 벌어들이고 있다.

중국 침구 교육제도의 특징은 국가가 명노의(名老醫)를 지정하여 제자를 둘 수 있게 하고 그 제자는 학위를 취득할 수 있는 사승(師承)제도를 두고 있다는 것이다. 이는 민간에서 발전해 온 전통의술을 제도권으로 끌어들여 의료자원으로 활용하려는 정책적 의지가 돋보이는 제도이다.

세계를 제패할 우수한 전통의학을 찾아내는 또 하나의 과정이 학술대회다. 군 단위에서 도 단위로, 도에서 다시 전국 규모로 이어지는데 민간의료인이든 제도권 의료인이든 누구나 참여할 수 있는 이 과정에서 새로운 치료법을 발표하고 뛰어난 의사가 발굴된다. 이러한 침술의 발전과정을 거치면서 현재 중국 의사들은 각종 난치병에도 침술을 사용한다. 또한 전통의학인 침술과 현대의학을 접목시키는 작업도 활발하다. 이에 박차를 가하기 위해 일찍이 중서결합의 제도를 추진했다.

중의-서의 의학장벽 허물면서 침술 세계화

중국에는 서의(西醫)의원, 중의(中醫)의원, 중서의결합(中西醫結合)의원으로 나뉘어 진다. 서의병원에도 침구과 중의과를 두고 있고 중의의원에도 수술실을 갖추고 있다.

의과대학에 중의과를 두고 있는 경우도 있고 현대의학 교과과정에도 중의학이 들어있어 서의전공자도 중의의 기본소양을 익히게 되어 있다. 그리고 서의도 진료과정에서 침구를 시술할 수 있고, 침구의사도 서의적인 치료방법이 허용되어 있다. 중국의 서의들은 침을 배워서 진료현장에서 활용하는 경우가 많다. 그리고 우수한 침구의사 중에는 서의 출신들이 대단히 많은 수를 차지하고 있다. 의사가 전통적인 의료방법을 쓸 수 없도록 되어 있는 경우는 한국밖에 없다.

중국정부의 중의학 정책방향과 기조는 우선 현대의학과 전통의학을 동일한 위치에서 상호 발전시키고, 이것을 헌법에 명시함으로써 다른 나라에 비해 전통의학의 자원확보가 잘 이루어지도록 한다는 것이다. 그리고 중 · 서 결합의학을 고수한다는 것이다. 이것은 마오쩌뚱의 일관된 지도사상으로서 당과 정부의 방침이다.

[유럽, 미주] 새로운 의료인 '아큐펑처리스트'

동북아 전통의술이 서양으로 건너가 확고한 뿌리를 내린 것은 한방이 아니라 침술이다. 침을 영어로 표기하면 Acupuncture. 미주와 유럽의 여러 나라에서는 최근 21세기 의술로 활용하기 위해 많은 연구예산을 들여 침술을 과학적으로 검증하는 한편 침 시술자에 관한 제도를 정비해 나가고 있다.

침 시술자를 양성하는 2~3년제 정도의 학교가 크게 늘어나고 있다. 특히 현대의학을 공부한 의사들의 침술에 대한 관심이 나날이 증가하고 있고, 환자들의 침시술에 대한 호응은 폭발적이다.

세계보건기구 WTO는 이미 1976년부터 현대의료에 침을 병용하도록 회원국에게 권장하기 시작했다. 그리고 오랜 기간의 과학적 검증을 거쳐 1998년 1월 27일에는 300여종의 질병을 침구술로 치료할 수 있다고 확인발표, 1차 진료에 활용할 것을 권하기에 이르렀다. 가느다란 침만 있으면 수백 가지 질병을 치료할 수 있기 때문에 침은 종합 치료기구이며, 침 시술자는 이동식 종합병원임을 확인한 것이다.

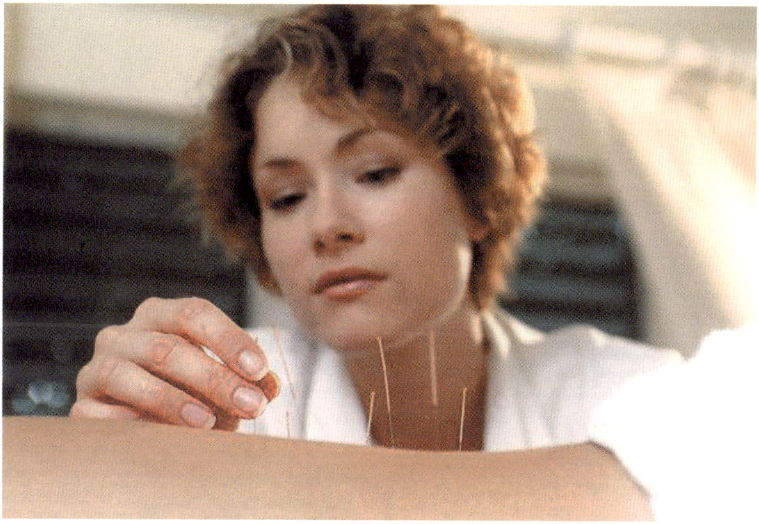

그녀의 직업은 아큐펑처리스트. 침술사라는 직업이 이제 서양에서도 익숙한 직업이 되었다.

과학적 검증 위해 막대한 연구비 투자

침술에 대해 환자에게 쇠꼬챙이로 찌르는 고문의 일종으로 간주하던 미국인들이 이제 부작용 없는 탁월한 의술임을 확인하고 침시술에도 익숙해지고 있다.

미국 대부분 주에서 침 시술자격자에 대한 공식명칭은 라이센스 아큐펑처리스트(Licensed Acupuncturist). 미주와 유럽에서는 침사가 새로운 직업명칭으로 떠올라 그 수가 나날이 늘어나고 있다.

2002년 현재 미국 내 침사는 약 1만 4천명. 침을 시술하는 의사는 3천명 정도. 다른 대체의학 시술자는 카이로프랙터 약 7만명, 자연의학 의사 1400명 등이지만 이들을 교육하는 기관의 수는 전국적으로 침술이 압도적으로 많다.

침술 교육기관은 72개이고, 다음이 카이로프랙틱 16개, 동종요법 14개, 자연요법 4개 등. 침술 교육기관이 카이로프랙틱보다 5배나 많다는 것은 침술을 배우는 사람들이 최근 폭발적으로 늘고 있음을 나타내는 것으로 얼마 안가서 침사의 수가 현재의 몇 배로 늘어날 것을 예고하는 것이다.

침사 면허를 받기위한 교육기관은 3년 또는 1,800시간 이상 정도가 대부분이다. 의사가 침을 시술하기 위해 별도의 교육을 요구하는 경우 교육시간은 200~300시간이나. 현재는 위싱턴DC와 42개 주에서 침사 면허제도를 시행하고 있다.

미국인들은 동양철학에 기반을 둔 침술이 약물치료, 수술치료 등에 비해 부작용이 거의 없고 그 치료효과가 탁월한 데에 매료된다. 거기다 간편한 시술도구, 현대의학과는 비교도 안 될 정도의 저렴한 의료비로 침구의술을 고령화 사회와 현대인을 위한 의료 대안으로 보고 있다. 의사들의 적극적인 관심과 지원에 힘입어 침술은 대중 속으로 빠르게 확산되어가고 있는 추세이다.

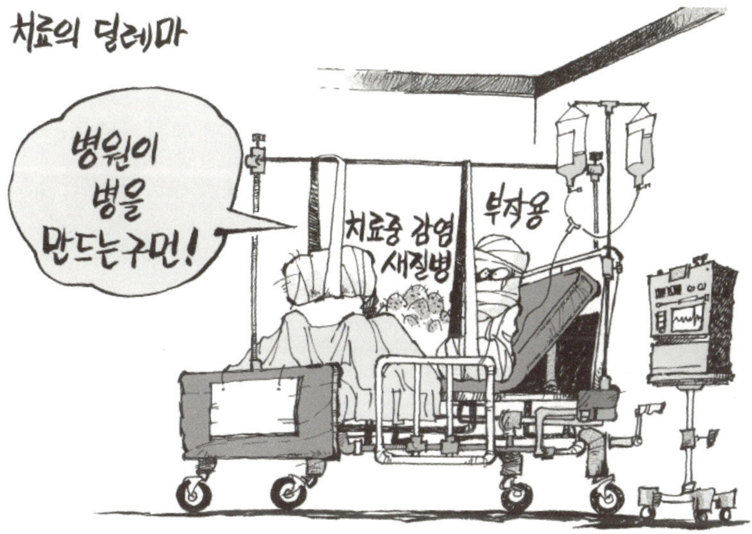

유럽으로 간 동방의 '이동식 종합병원'

[프랑스] 프랑스는 유럽 여러 국가 가운데 가장 먼저 침술을 받아들인 나라다. 침술이 프랑스에 최초로 소개된 것은 16세기로 중국을 방문했던 선교사에 의해서였다. 그러나 이때까지만 해도 침술은 동양의 신비스러운 전통 혹은 풍습에 지나지 않았다. 그러나 중국, 인도차이나, 베트남에 파견됐던 프랑스 의료진은 침술 효과에 대한 놀라운 소식을 본국에 전했다. 마침내 1952년 프랑스 의학아카데미는 '이제 침술은 현대의학적인 의료행위에 속한다'는 내용의 성명을 발표하기에 이르렀다.

프랑스 과학자들은 침의 진통효과가 뛰어남을 입증했으며, 침술 치료가 현대의학에서 해결하지 못하는 질병의 후유증이나 불쾌감을 해결해 줄 수 있음을 증명하였다. 더불어 현대의학으로 해결하지 못한 질병들을 침술로 치료한 사례가 널리 알려지면서 침술에 대한 프랑스인의 믿음은 더욱 증대되었다.

한때 프랑스에서는 국민들의 침술에 대한 관심이 날로 증대되고 의사들의 교육 수요가 폭주하자 그 양성기관이 난립했다. 이에 따라 정부와 의사들은 1985년 ‘침 치료에 관한 문

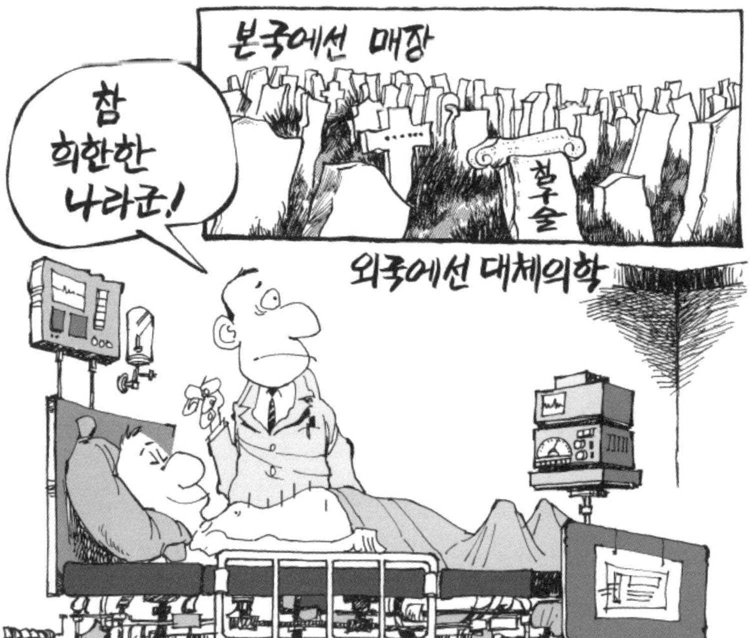
본국에선 매장
참
희한한
나라군!
침술
외국에선 대체의학

제 연구회'를 설립하여 교육내용을 점검하고 침술치료를 하는 의사의 자격을 규정하는 규칙을 제정하기에 이르렀다.

각 의과대학에서는 침술에 관한 공통적인 교재를 선정하여 일정한 수준의 교육을 이수한 자에게 침술 치료 자격을 인정하게 하였다. 현재 프랑스에서는 60% 이상의 병원에서 침 시술에 대해 상담해 주거나 직접 침을 시술한다.

[독일] 독일은 프랑스에 비해 침술의 발전이 더딘 편이었다. 30~40% 정도의 대형병원이 침술을 행하고 있다. 독일에서는 의사뿐 아니라 간호사도 침을 놓을 수 있다. 의사의 감독 아래 조산원이 침술을 행하는 곳도 있다.

독일어로 된 경락·경혈 학습서적들에서는 정확성을 기한 흔적이 돋보인다. 적지 않은 의사들이 침구를 배우기 위해 중국으로 유학을 떠난다. 바쁜 일상 중에도 짬을 내어 몇 개월 정도의 단기 코스로 침술을 배워 독일로 귀국, 침 시술을 하는 등 의사들의 침술에 대한 관심은 대단히 많다.

[영국] 영국의 정책기조는 기본적으로 모든 사람이 모든 의료행위를 할 수 있다는 것이다. 물론 이 경우 환자가 충분한 정보를 듣고 동의하는 과정(informed consent)이 있어야 하며, 성병·암·분만 등 일부 질환은 제외된다. 그러나 원칙적

으로 의사 명칭이나 자격을 사칭하지 않는 한 모든 의료행위가 허용된다는 것은 영국 의료제도의 큰 특징이다.

따라서 대체의학에 대한 정책관리는 대부분 전문직 단체에 의해 자율적으로 이루어진다. 침은 5개의 자발적 조직이 있다. 그 중 가장 큰 조직이 영국침술평의회. 이들은 자격인정을 위한 별도조직인 영국침술인증위원회를 통해 침술인의 자격과 교육을 규정하고 있다. 이처럼 한 분야 안에서도 많은 단체들이 별도의 제약 없이 조직되고 활동하므로 각 조직의 자체규제의 정도는 천차만별이다.

영국에는 침술을 가르치는 학원이 여러 곳 있는데 약 2,000명의 회원을 가지고 있는 영국의학침술학회는 침술의 경우 3년에 걸쳐 약 1,000시간 정도의 교육을 받는다. 기초이론부터 시작해 임상 실습을 하고 시험을 거쳐 침사 자격을 부여한다.

[러시아] 1970년대 중국의 침 마취 사건을 계기로 일어난 침술의 세계적 붐은 소련도 예외가 아니었다. 소련 정부는 우주비행사들에게 보건훈련의 하나로 기초적인 침 치료법을 가르쳤다. 이 시도는 우주공간에서 비행사들이 생리기능의 형평을 유지하는 데 매우 효과적이었음이 증명되었다. 지금 러시아에서는 통증 치료, 천식, 비만, 금연, 금주 등에 침술 치료가 활발하게 응용되고 있다.

러시아에는 약 10만명의 의사가 있는데 이 가운데 30% 정도가 침구 시술 인정을 받은 상태다. 침술 교육은 1년 과정으로 6개월 동안은 이론을 배우고 나머지 6개월간 침구 임상 실습을 한다. 또한 의과대학에서도 침술학 강의가 진행되고 있다.

북의 고려의학은 침뜸 중심

북한은 의료정책의 주요 목표에서부터 전통의학을 고려의학이라고 하여 '주체의학'으로 존중하고 장려한다. 그 존중하는 정도는 국가과학원 산하에 민생과 직접 관련이 있는 학문연구기관인 농업과학연구원 · 수산과학연구원 · 의학과학연구원과 별도로 고려의학과학원을 두고 있는데서 드러난다. 이 고려의학과학원은 각 도 단위의 고려의학병원의 중앙병원으로 기능을 하고 있다.

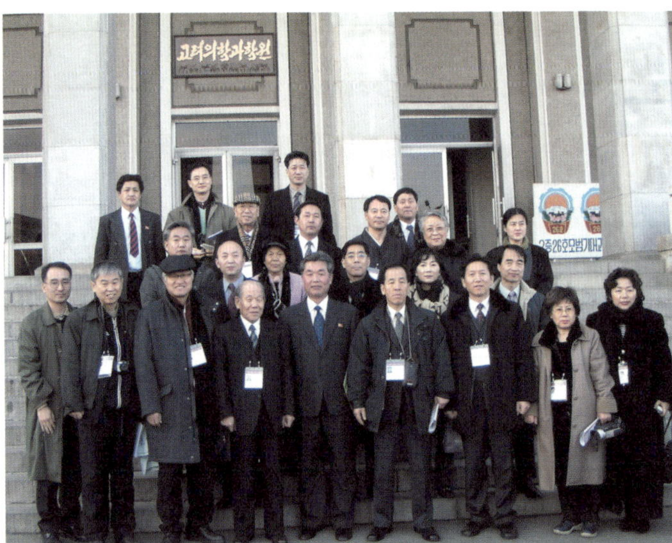

평양 고려의학과학원 앞 제 1회 통일침뜸학술토론회를 마친 남쪽 참가자들과 북쪽 관계자들의 기념촬영(2004년 2월)

"신의사도 침통 걸망에 넣고 왕진 갑니다."

북에서는 보건의료 체계 속에서 침뜸이 가장 큰 비중을 차지하고 있다. 전체 환자의 60% 이상을 침이나 뜸으로 진료한다고 알려져 있다. 진료소 단위에서는 그 비중이 더욱 높아 환자의 80% 이상을 침·뜸으로 진료한다고 한다.

이렇게 북에서는 남쪽과는 대조적으로 침뜸이 광범하게 활용된다. 이는 사회경제적 요인과 함께 반세기 동안 침뜸에 대한 남북의 정책이 다른데서 그 연원을 찾을 수 있다. 해방 직후 북에도 남과 마찬가지로 침쟁이라 불리는 침구인이 거의 마을마다 있었다. 50년대 후반부터 이들 민간 침구인들에게 현대의학 보수교육을 받도록 하여, 병원에 근무하게 했다. 지금의 고려의학 교육은 이들을 재교육 하는데서 시작했다고 할 수 있다.

북에서는 신의사(양의사)들도 대부분 침을 놓고 있다. 침을 배우지 못한 신의사들도 시간을 내어 배우고 있으며, 의사가 침을 시술할 줄 모르면 사람들의 비난을 받고 신망을 잃게 된다. 사람들을 가장 많이 치료하는 리·군·도(시)급의 의사들이 침을 놓을 줄 모르면 큰 수치로 여긴다. 신의사가 신약 처방은 할 줄 몰라도 되지만 침을 놓을 줄 모르면 아무리 치료를 잘 한다해도 인정받기 힘들다는 것. 일반적으로 용하다고 소문난 의사들은 대부분 침뜸을 잘해 유명해진 경우라고 한다.

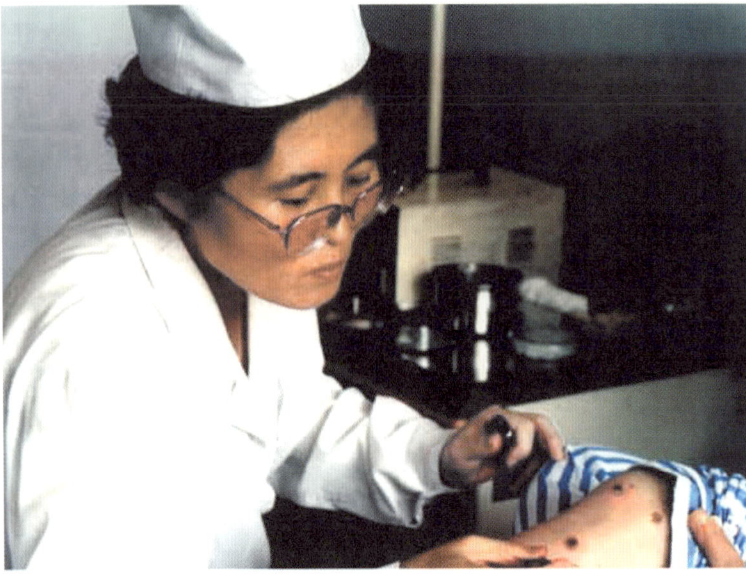

뜸뜨는 북한의 고려침구의사

민간침구인의 광범한 수렴

북에서 민간 침구인들을 제도권으로 진입시킨 역사는 1950년대부터 시작된다. 한국전쟁 이후 이들을 개인 업을 못하게 하면서 6개월~1년 짜리 공부를 시켜, 병원에 근무하게 했다.

이러한 민간 침구인들의 제도권 진입은 1990년대 들어서도 대대적으로 이루어진 것으로 알려졌다. 북한의 보건성에서는 1995년에도 정규 교육기관을 나오지 않았지만 침술과 뜸치료에 능한 사람들을 대대적으로 신청을 받아 따로 일정한 재교육을 하여 중등보건의 자격을 주고, 보건의료인적 자원으로 널리 활용하고 있다고 한다. 특히 뜸요법은 민간요법으로 널리 활용할 것을 당국에서도 적극 권장한다.

북의 고려의사는 남의 한의사와 완전히 다르다. 남한의 한의사는 대부분 한약처방만을 하기 때문에 그러한 모습을 보면 고려약을 전공해서 고려약을 처방하는 고려약사(동약사)와 같다고 생각하는 것이다.

도급 고려병원에서 3년 여 근무한 한 고려의사는 환자에게 고려약을 처방한 경우는 불과 손에 꼽을 정도였다며 "고려의사는 남한의 한의사 같은 탕약사가 아니다"라고 잘라 말한다. 그는 "오직 침통이 저의 무기였고 치료수단이었다"며 "고려의사들은 침구를 가지고 환자치료를 하지 약으로 하는 환자는 불과 몇 명 안 될 것"이라고 전한다.

거의 모든 고려의사들은 왕진을 나갈 때 침통 하나 몸에 지니고 갈 뿐 다른 것을 가지고 가는 의사가 없다는 것. 또 북한에서는 환자들도 90%가 침을 맞고 뜸을 뜨러 고려의사를 찾지 고려약을 찾는 이는 극히 드물다고 한다. 고려약을 쓰는 경우도 남한의 한방처럼 탕약이 주가 아니라 고려의사가 약처방을 내리면 약국에 가서 제약공장에서 만든 고려약을 지어먹는다.

학문의 내용적 구성에서도 북의 고려의학은 남의 한의학과

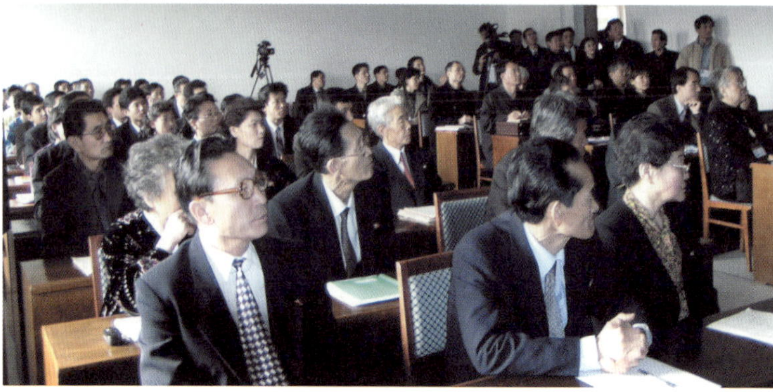

평양 고려의학과학원에서 열린 제 1회 통일침뜸토론회에 참석한 북한 관계자들(2004년 2월)

는 완전히 다르다. 고려의학은 현대의학과 전통의학을 통합한 의학으로 보고 있다. 이같은 전통은 1950년대 민간침구인들을 재교육하면서 '맥만 보고는 안 된다' 며 혈압도 재고 청진기로 할 줄 알아야 한다면서 이들에게 현대의학을 익히도록 하여 국영병원에서 일하게 하면서부터다. '맥만 봐 가지고 다 알 수 없다' 는 지침은 오늘에 이르기까지 이어져 고려의사들도 현대적인 의료기구로 진찰을 다 하고 오줌검사, 혈액검사 등도 다 할 수 있도록 하고 있다. 전통의학을 발전시키는데 복고적으로 하지 않고 현대의학을 가지고 과학적으로 발전시키며, 진단에서도 신의학적인 진단을 고려의사들이 자유자재로 활용하도록 하고 있다는 것이다.

5. 침과 뜸의 해방을 위하여

고령사회 노인건강 지킴이로

노인환자들은 대개 2~3가지의 질병을 함께 보유하고 있다. 이들은 대부분 만성퇴행성질환으로 고혈압, 동맥경화증 등을 비롯한 심혈관계의 질환, 뇌졸중을 위시한 뇌혈관계 질환 등의 대사장애성질환 및 퇴행성 골관절증 등 만성적으로 장기간에 걸쳐 진행되는 노화과정인 생리적 현상에 기인한다. 이들 노인성 질환에는 침뜸이 탁월한 효과를 발휘한다.

침뜸의학적으로 볼 때 노인들은 일반적으로 기혈순환이 원활하지 못해서 생기는 증상이 많다. 침과 뜸은 기혈의 통로인 경락과 경혈을 자극하여 몸 전체의 기혈 순환을 돕고 면역력을 증가시키며 균형을 회복하여 주는 의술이다. 자연회복력이 떨어지는 노인들에게는 수술이나 약제의 사용이 조심스러울 수밖에 없다. 약이나 수술 방법을 쓰지 않고 몸의 기운을 회복하고 균형을 잡아주는 침뜸의학은 노인들에게 더없이 훌륭한 자연치유 의술이다.

노인들의 질환은 대부분 만성질환이다. 옛 고전에서도 오래된 병에는 뜸이 제일이라고 했다. 만성질환으로 치료가 어렵다는 당뇨병과 각종 심혈관계 질환은 물론 치매예방에도 높은 효과를 발휘하는 것이 침뜸이다.

고령화 사회가 되면서 급증하는 노인들의 질환으로 뼈마디(주로 허리, 무릎, 어깨 등) 부위의 질환이 많다. 이 경우에도 침뜸은 탁월한 효과를 발휘한다. 특히 노인들은 여러가지 통증을 호소한다. 이 경우에도 약 복용으로 인한 부작용 같은 것을 걱정하지 않고 진통효과를 볼 수 있는 것이 침뜸이다. 한약에 비해서도 훨씬 간편하고, 재료비가 거의 들지 않으며 특히 뜸은 가정 민간요법으로도 널리 활용할 수 있어 의료재정난 해소에 결정적인 역할을 할 수 있다.

최근 일본에서 조사 · 연구한 결과에 따르면 고령자의 침구활용으로 △ 신체적 고통의 개선을 통한 일상적 신체활동의 개선 △ 하지지지력과 자세의 개선(안정성 향상) △ 피로 · 수면 · 식욕의 개선 △ 기분의 개선(정서적 안정) △ 배뇨 · 배변의 개선 △ 뇌기능의 개선(지력감퇴의 개선) △ 일시 · 요일 등에 대한 관심(생활리듬 유지) 등 많은 효과가 있는 것으로 검증되었다.

급속한 고령화시대에 최적의 보건정책

총 인구 중 65세 이상의 노인이 차지하는 비율이 7%가 넘어서면 고령화 사회, 14% 이상이면 고령사회, 20% 이상이면 초고령 사회라고 한다. 한국은 2000년 고령화 사회로 진입했다. 2020년경에 고령사회로 진입하고, 빠르면 2025년 늦어도 2030년에는 초고령 사회로 진입할 것이라는 것이 전문가들이 내놓은 대한민국의 고령화 시간표이다.

이러한 급속한 고령화에도 불구하고 한국에서는 이렇다할 대책을 마련하고 있지 않다. 고령화 대책 중에서 핵심적인 사항이 의료문제이다. 노인은 면역성이 약해 질병에 걸리기 쉽고 병에 걸리면 만성화되기 쉬우며 다른 합병증을 가지고 있는 비율이 높고 신체 각 부분이 동시에 병에 걸리기 쉽다. 하지만 노인들은 의료요구에 비하여 병원을 이용하는 비율이 저조한 편이다. 늙어서 생긴 병이라 어쩔 수 없다고 여기거나, 치료비를 부담할 능력이 없기 때문이다. 노인들의 질환은 대체로 의료비는 많이 들어가는 반면, 치료율은 상대적으로 낮다. 최근 10년 새 국민이 내는 건강보험료가 3배 이상 늘고 노인의료비는 10배 가까이 증가한 것으로 나타났다.

민간침뜸봉사단체 뜸사랑이 고령화 사회의 노인보건의료를 위한 선도적인 역할을 수행하고 있다. 이 단체는 서울 창신동에서 금호건설의 후원 아래 상설 봉사실을 운영하는 등

전국 곳곳에서 노인들을 위한 침뜸무료진료를 하고 있다. 뜸사랑이 운영하는 창신동의 침뜸봉사실을 이용하고 있는 노인들의 병명은 요통이 29.7%로 가장 많았으며, 관절염(22.3%), 중풍(15.9%) 순이다. 이러한 현상은 노인질병의 특징을 잘 반영해 준다고 볼 수 있다. 대부분의 노인들에게 그 질병이 장기적으로 나타나고 있는 것을 알 수 있다. 노인들의 질병이 11년 이상 지속되었다는 비율이 37.2%로 가장 높게 나타나 만성적 질병에 시달리고 있는 노인들이 많음을 알 수 있다.

노인들은 대체로 질병에 적극적으로 대처하고 있지 못하다. 질병이 10년 이상 장기적으로 진행되어 온 반면에 치료기간은 1년 이하가 전체의 43.6%로 가장 많았다. 이러한 결과는 노인들의 경제적 여건과 무관하지 않는 것으로 보인다.

뜸사랑의 무료침뜸 서비스를 이용하고 있는 노인들 중 70.9%가 현재의 무료 서비스가 일반병원과 같은 수준으로 유료화 될 경우에도 이 서비스를 이용하겠다고 응답해 침뜸치료에 대한 신뢰가 매우 높은 것으로 나타났다. 또한 97%의 이용자가 침뜸의료에 만족하고 있음이 드러났다.

노인인구의 급격한 증가로 인한 고령화 시대의 의료비 지출급증은 심각한 사회문제가 아닐 수 없다. 이에 저비용 고효율의 침구술을 널리 쓰일 수 있도록 하는 정책이 시급히 요망된다. 특히 뜸요법은 배우기 쉽고 시술이 간편하며 부작용이 없어 가정건강요법 또는 자가 건강요법으로 얼마든지 활용이 가능하다. 침과 뜸을 널리 보급하여 의료비 절감과 국민 건강 증진에 기여하도록 제도를 시급히 정비해야 할 것이다.

초고령사회 농촌에 침구사 절실

지금으로부터 약 백년전 아니 8 · 15 해방 전만 하더라도 우리나라에서는 소불알처럼 큰 주머니를 허리띠 앞쪽에 매달아 그 주머니 속에 여러 가지 침들을 넣어두고, 왕진을 요청하면 밤낮없이 산과 강, 논두렁, 밭두렁 가리지 않고 환자가 있는 곳으로 가는 것을 의원의 해야 할 일로 생각하였다. 이들 의원은 침쟁이라고 불리는 농민의 건강지킴이였다. 지역 주민들의 건강을 돌보는 이들 의원에게 보리 추수 때 보리, 벼 추수 때 벼를 형편이 닿는 대로 모아서 고마움의 뜻을 전한다. 그런 형편도 안 되는 사람은 그 집일을 도와주어 품으로 보답을 했다. 우리 농촌에서 있었던 전통적인 의료보장제도였다.

이렇듯 침뜸은 원래 농민의술이다. 침구사는 이동병원이요 종합치료기관이기 때문에 어디든 갈 수 있고, 한개의 침과 한 줌의 뜸쑥만 있으면 어디서든 치료가 가능하다. 별다른 장비

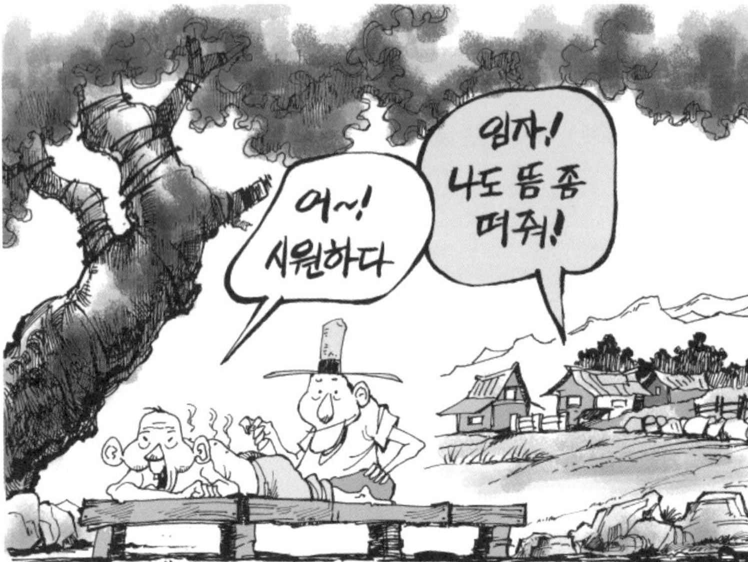
어~!
시원하다
임자!
나도 뜸 좀
떠줘!
"농민의학, 농민의 품으로…"

가 특별히 필요하지 않고 저비용 고효율적인 침뜸은 농민들에게 딱 알맞은 의술이다.

현재 우리 농촌에는 65세 이상의 노인이 21%로 도시보다 4배나 많다. 이미 농촌은 초 고령사회이다.

농촌에서는 특히 만성질환과 농부증이 우선 큰 문제로 대두되고 있다. 농부증으로 어지럽거나 몸이 붓고, 피로하고 숨이 가쁘기도 하고 심장이 심하게 뛰는 경우에도 침뜸이 탁월한 효과를 낼 수 있다. 침뜸을 농민들의 생활 가까이에 둘 수 있도록 하면 고혈압 등 만성질환에는 물론 시설하우스 등 특수환경에서 장시간 노동함으로써 발생하는 농부증 등을 예방·치료하는데 큰 역할을 할 것이다.

농민들은 들판에서 일하는 과정에서 응급상황이 많이 발생한다. 치료 장비가 간편한 침뜸은 응급상황에 대처하는 데도 탁월하다. 옛날부터 일침이뜸삼약(一鍼二灸三藥) 또는 일뜸이침삼약(一灸二鍼三藥)이라고 하여 우선 환자가 있으면 침이나 뜸으로 치료를 하고 나중에 약으로 치료를 하는 것을 원칙으로 삼았다.

농민의술 침뜸 살려 다시 농촌으로

농민들에게 침뜸은 필수적이다. 농사일 과정에서 생기기 쉬운 허리와 팔다리 관절부위의 질환에 침뜸의 효능은 이미 잘 알려진 대로 수술 않고 치료할 수 있는 거의 유일한 방법이다.

발을 삐었거나 허리를 다쳤거나 타박을 당했을 때 침은 곧바로 효과를 낸다. 벌에 쐬거나 지네에 물렸다거나 독사에 물렸을 때는 물린 자리에 즉시 뜸을 뜨면 해독효과가 탁월하다. 또, 중풍으로 쓰러졌을 때도 침뜸으로 즉각적인 조치를 하면 위기를 넘긴다. 농약에 중독되어 혼수상태가 되었을 때도 우선 응급으로 침뜸치료를 하고, 병원으로 후송하면 생명과 건강에 큰 기여를 할 것이다. 만성화된 농약중독에도 뜸으로 해독을 시킬 수 있다. 농민들에게는 특별한 질병이 아니라 과도한 노동으로 생기는 신체적인 피로가 쌓이기 쉽다. 이를 해소하는데도 뜸은 큰 몫을 한다.

특히 뜸은 뜸자리만 잡으면 집에서도 할 수 있으므로 상술의 측면에서 보면 돈이 거의 되지 않는다. 그래서 천시하여 제도권의료에서 사라지다시피한 의술이다. 그러나 뜸은 탁월한 서민의술이다. 이에 따라 농촌에서 뜸요법의 활용을 위한 제도적 장치 마련이 중요한 과제로 대두되고 있다.

저비용 · 고효율의 침뜸을 살려 질병으로 고통을 받는 사람들에게 널리 쓰일 수 있도록 하기 위해서는 노인들이나 농민들 등 실질적으로 침뜸술을 필요로 하는 계층의 적극적인 관심과 참여가 절대적으로 요망된다.

침과 뜸의 해방을 위하여

21세기 한국 침뜸의 발전을 위해서 해야 할 조치는 몇가지로 요약할 수 있다. 하나는 우선 지금까지 단 한차례도 시행하지 않은 민간 침구인들을 검증하여 제도권으로 흡수하는 동시에, 침뜸을 전문으로 시술하는 인력을 대규모로 양성하는 일이다.

침뜸 수요가 폭증하는 고령화 사회를 대비해 2~3년 정도의 전문대학 과정에서 침구사들을 대거 양성하는 일은 21세기 고령사회 보건의료문제를 해결하는 중요한 방안이 될 수 있다.

이에 대해 한의사 쪽에서는 6년을 공부하는 한의사들이 있기 때문에 따로 침구 시술자를 둘 필요 없다고 주장한다. 하지만 한의대 교육기간 6년이 전부 침구교육이 아니다. 침구학 관련 교육 시간은 한의사 쪽의 주장을 그대로 인정하더라도 1천4백 시간 내외이다. 2~3년제 전문대에서 배우는 시간에 불과할 수밖에 없다.

일본의 침구대학과 한국의 한의대 교과 과정을 비교하면 2~3년 정도의 교육만으로도 양질의 침구사를 양성해 낼 수 있음을 알 수 있다. 비용과 시간은 많이 들어도 침구술에는 서투른 인력을 양성해 내느냐, 최저 비용 및 최단 시간을 투

자하여 침뜸술에 능한 인력을 배출해 내느냐 하는 결정만이 남아있다.

서민생활 현장에 침구사 배치

보건복지부는 침구사 제도 대신에 한의사 전문의 제도로 침구전문한의사를 최근부터 배출하고 있다고 한다. 하지만 한의대를 졸업하고 전문의 과정을 거쳐 침구전문한의사가 되는 수는 연간 기껏해야 몇십명 수준. 그 정도의 의료귀족으로는 국민의 침뜸치료욕구를 해소할 대안이 될 수 없다. 전문의가 되기까지의 비용은 환자와 국민들에게 전가될 수밖에 없다. 더구나 침구와 한약을 함께 활용하게 하는 한, 노력에 대비한 수입의 규모에 있어 침뜸이 한약에 밀릴 수밖에 없어 제도권 내에서 침구는 퇴보할 수밖에 없다. 결국 자본주의 상업의료에서 침구전문한의사라고 하더라도 대부분은 한약에서 수입을 올리고 침구는 보조수단으로 할 수밖에 없는 한의사일 뿐 올바른 침구사가 될 수는 없는 것이다.

당나라 때부터 침구분야는 약 처방 분야와 구분하여 전문화시켜 운용해왔다. 침구의학은 침뜸만으로 몸 전체의 질병을 다스릴 수 있는 하나의 체계를 갖춘 독립적인 의술로 본 것이다. 천 년이 넘게 이어져 내려온 전문침구의 제도는 침구술의 독창성과 전문성을 인정하는 제도이다. 이와 같은 제도

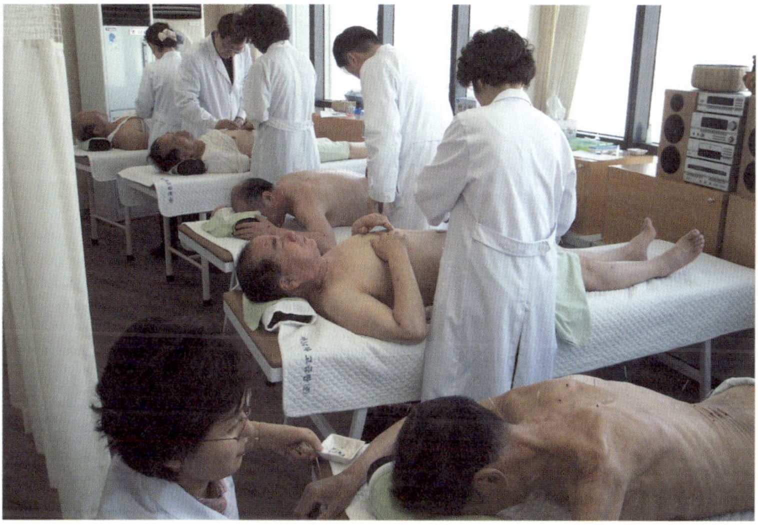

배워서 남 주는 뜸사랑 봉사활동. 침뜸은 재료비가 거의 들지 않아 마음만 먹으면 얼마든지 환자들의 고통을 덜어 주는 봉사활동을 할 수 있다.

적 장치와 배려는 오늘날 더욱 절실히 요구되고 있다.

침뜸은 백성들 생활 속에서 발전해 온 전통 민간 의술이다. 민간 의술을 제도권으로 흡수하려면 우선 민간 침구인 검정 과정이 있어야 한다. 이렇게 하여 검증된 민간 침구인은 제도권 침구 교육 과정에서 임상을 전수할 수 있는 계기를 마련해 주어 정통 침뜸의 맥을 잇는데 결정적인 역할을 할 것이다.

중국이 중의학을 세계화시켜 나갈 수 있는 원동력은 60년대부터 시작한 재야 의료인들을 발굴하여 제도권 내로 흡수, 이들의 의술을 검증하고 체계화하여 발전시킨 데 따른 것이다. 북한이 어려운 경제사정 속에서 가장 효과적인 의술로 침뜸을 요긴하게 쓰게 된 것은 1950년대부터 민간 침구인을 제도권으로 끌어들여 활동하도록 해 온 기반이 있었기 때문이다. 일본이 고령화 사회의 의료 수요를 가장 효과적으로 흡수할 방법으로 침구를 채택할 수 있는 것도 20세기 초반부터 민간 침구인을 지방자치단체에서 꾸준히 발굴하여 활동하도록 만든 기반이 있기 때문이다.

현대적 의료현장에도 침뜸을

우선 21세기 한국에서 침뜸이 다시 현대적 의술로 다시 태어나기 위해서는 현대적 의료와 전통적 의료 사이에 가로놓은 철조망을 걷어내야 한다. 한의사들이 현대적 의술을 자유로이 활용할 수 있도록 해야 하고, 현대 의학을 전공한 의사들이 침구를 배우고 익혀 의료 현장에서 쓸 수 있도록 해야 한다는 것이다.

근래 들어 세계 각국에서는 침구술에 대해 현대의학의 다양한 검증 과정을 거쳐 그 효능을 입증하고, 진료에 적극 활용할 것을 권장하고 있다. 이런 추세에 따라 우리나라 현대의학계도 침구술에 진지한 관심을 보이고 있다.

그러나 우리나라에서는 현대의학을 전공한 의사는 전통의술에 접근하는 것이 원천 봉쇄되어 있다. 전통의료와 현대의

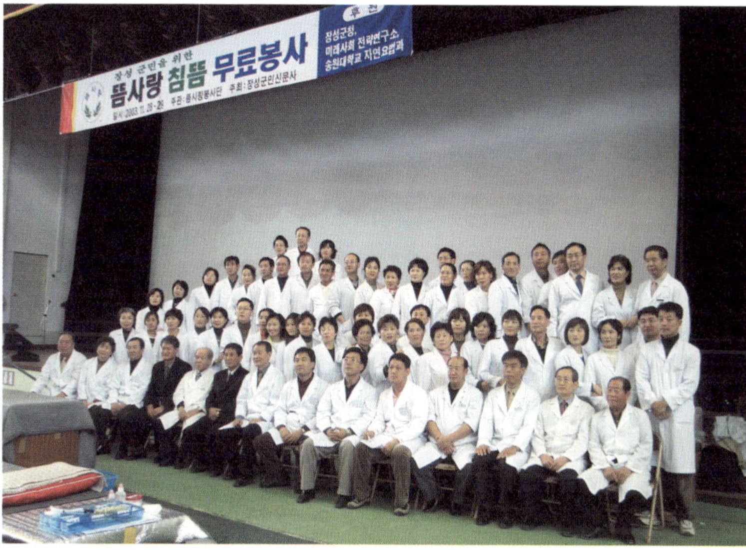
장성 군민을 위한
뜸사랑 침뜸 무료봉사
주최:장성군민신문사
후원
장성군청,
미래사회 전략연구소
송원대학교 자연요법과

전국 각지의 요청을 받아 봉사활동을 하는 뜸사랑 봉사단

료 사이에 높은 철조망을 쳐 놓고 끊임없이 침범을 감시한다. 서로가 경계선을 넘으면 고발하며 전쟁을 벌인다.

의사에게 침구는 면허 이외의 의료 행위가 되어 침구술이 아무리 효과적인 치료법이라도 의료 현장에서 활용할 수 없게 되어있다. 의술에 경계를 만들어 놓은 것이다. 그러나 이 경계는 환자를 위한 것이 아니다. 순전히 의료인들의 영역 다툼의 산물일 뿐이다.

의사가 침구를 활용할 수 없는 나라는 남한 밖에 없다.

서구는 물론이고 일본에서는 침구를 동양요법이라고 의사

시험과목에 넣어놓고 필수적으로 공부를 하도록 하고 있다. 중국에도 침구 전공 중의사와 중의 전공 중의사, 중서결합의사, 서의사, 조리의사(보조의사) 등으로 나누고 있지만 어느 경우든 침구 시술을 제한하고 있지 않다. 북한에서도 고려의사 신의사로 전공을 나누지만 모두 침구를 배워 의료 현장에서 활용할 수 있다.

의료 서비스의 개방과 함께 전통의학과 현대의학 간에 쳐놓은 한국 의료분야의 철조망은 머지않아 무너질 수밖에 없을 것이다. 이 과정에서 가장 부각될 의술은 침술이 될 것이다. 왜냐하면 침술은 이미 미국이나 유럽에서 현대의학으로 검증된 의술이기 때문이다.

우리나라에서도 더 늦기 전에 의사와 한의사를 대상으로 하는 보수교육 규정을 마련하여 제대로 된 침구교육을 실시하고 진료에 적극 응용하게 해야 한다.

의료법은 의료인을 위한 의료인에 의한 의료인의 법이 아니다. 진정으로 국민들을 위한 국민들에 의한 국민들의 의료법으로 거듭나게 해야 한다.

우리나라가 동북아 중심 국가로서의 역할을 제대로 하면서 세계로 나아가려면 인간의 건강한 삶을 영위하는 데 가장 중요하다고 할 수 있는 의료분야에서 제도적 후진성을 하루 빨리 극복해야 한다.

온 나라 백성들을 위하여!

온 세상 사람들을 위하여!

이 땅의 침과 뜸을 하루 빨리 해방시켜야 한다!

[부록]
경락경혈도

[부록] 경락경혈도 – 정면 I

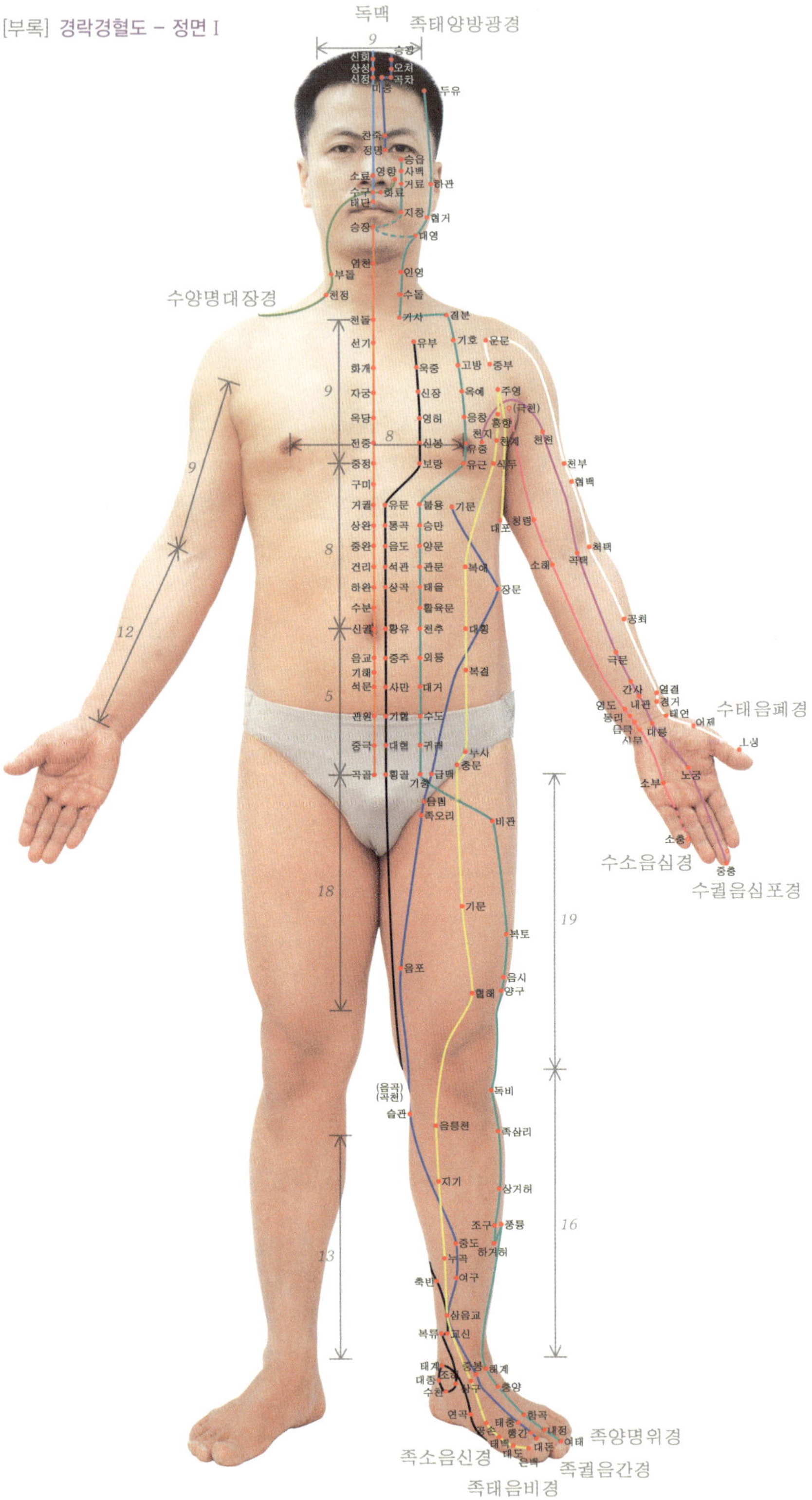
독맥
족태양방광경
9
신회
상성
신정
승광
오처
곡차
미충
두유
찬죽
정명
승읍
사백
영향
소료
거료
하관
수구
화료
태단
지창
협거
승장
대영
염천
인영
부돌
천정
수돌
수양명대장경
천돌
기사
결분
선기
유부
기호
운문
화개
욱중
고방
중부
자궁
신장
옥예
주영
(극천)
옥당
영허
응창
흉향
천지
전중
신봉
유중
천계
천천
8
9
9
중정
보랑
유근
식두
천부
구미
협백
거궐
유문
불용
기문
상완
통곡
승만
청령
대포
중완
음도
양문
척택
8
건리
석관
관문
복애
소해
곡택
하완
상곡
태을
장문
수분
활육문
공최
12
신궐
황유
천추
대횡
음교
중주
외릉
극문
기해
복결
석문
사만
대거
5
간사
열결
경거
영도
내관
태연
수태음폐경
통리
어제
음극
대릉
신문
소상
관원
기혈
수도
중극
대혁
귀래
부사
충문
곡골
횡골
급맥
기충
노궁
소부
음렴
족오리
비관
소충
수소음심경
중충
수궐음심포경
18
기문
19
복토
음포
음시
양구
혈해
독비
(음곡)
(곡천)
슬관
음릉천
족삼리
13
지기
상거허
조구
풍륭
16
중도
하거허
누곡
여구
축빈
삼음교
복류
교신
태계
중봉
해계
대종
조해
수천
상구
충양
연곡
함곡
공손
태충
행간
내정
족양명위경
태백
대돈
여태
족소음신경
대도
은백
족궐음간경
족태음비경

경락경혈도 – 정면 Ⅱ

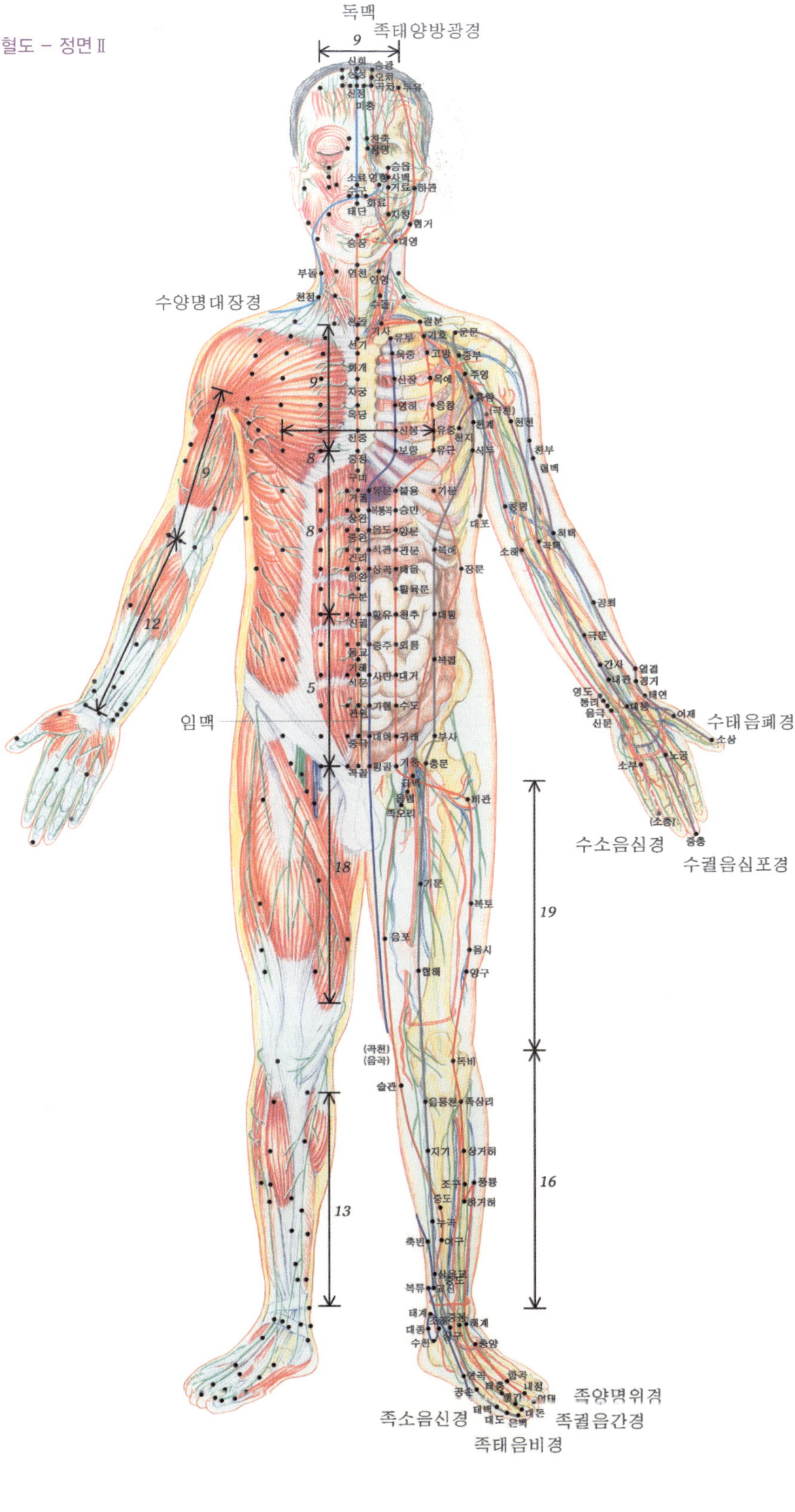
독맥
족태양방광경
수양명대장경
임맥
수태음폐경
수소음심경
수궐음심포경
족양명위경
족소음신경
족궐음간경
족태음비경

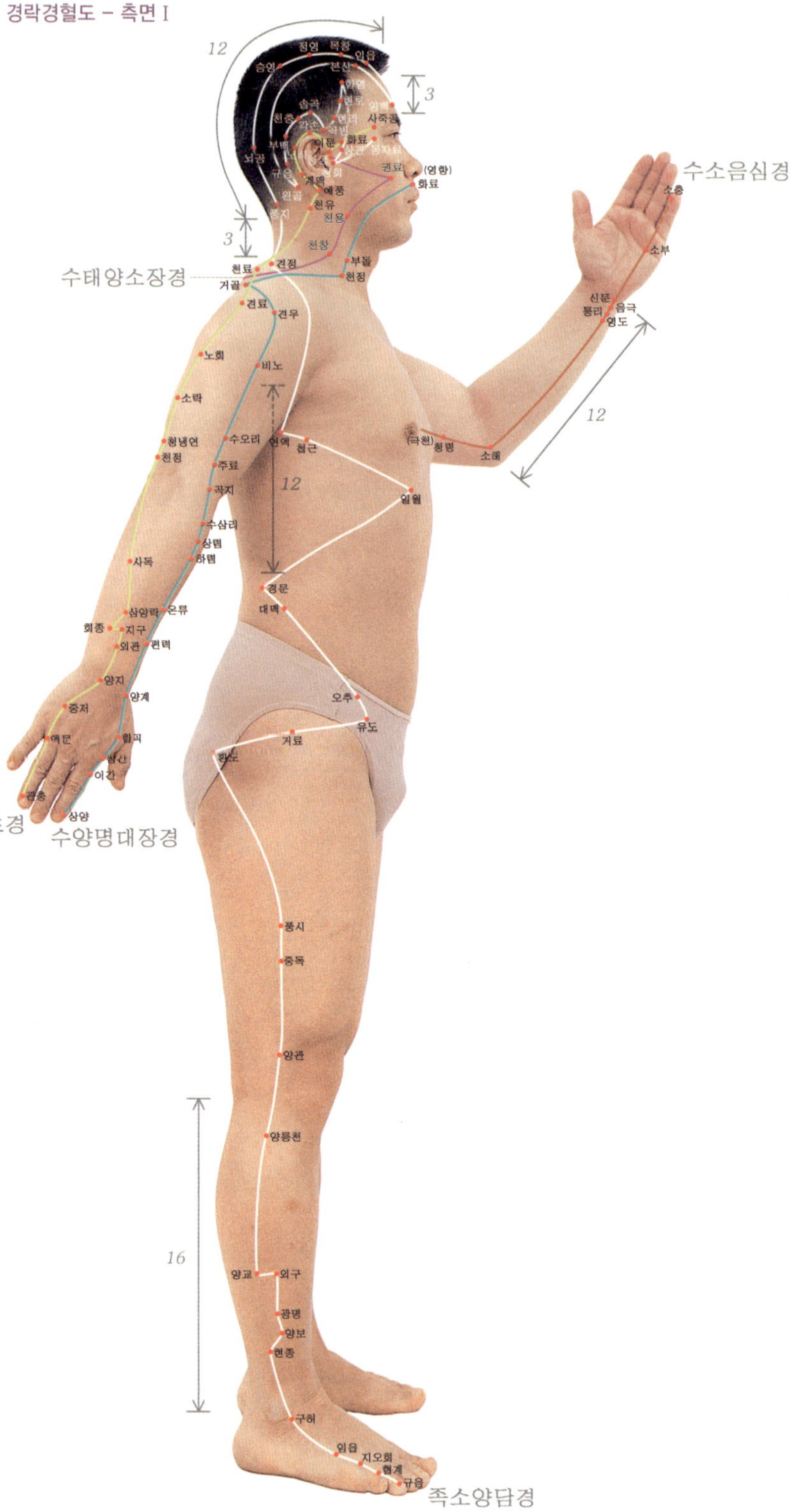
12
3
3
12
12
16
승영
정영
목창
임읍
본신
양백
사죽공
동자료
솔곡
천충
부백
뇌공
이문
화료
권료
(영향)
화료
예풍
완골
풍지
천유
천용
천창
천료
견정
거골
부돌
천정
수태양소장경
견료
견우
노회
비노
소락
청냉연
천정
수오리
주료
곡지
수삼리
상렴
하렴
사독
삼양락
온류
회종
지구
외관
편력
양지
양계
중저
액문
합곡
삼간
이간
관충
상양
수소양삼초경
수양명대장경
수소음심경
소충
소부
신문
통리
음극
영도
(극천)
청령
소해
연액
첩근
일월
경문
대맥
오추
유도
거료
환도
풍시
중독
양관
양릉천
양교
외구
광명
양보
현종
구허
임읍
지오회
협계
규음
족소양담경

경락경혈도 – 측면 Ⅱ

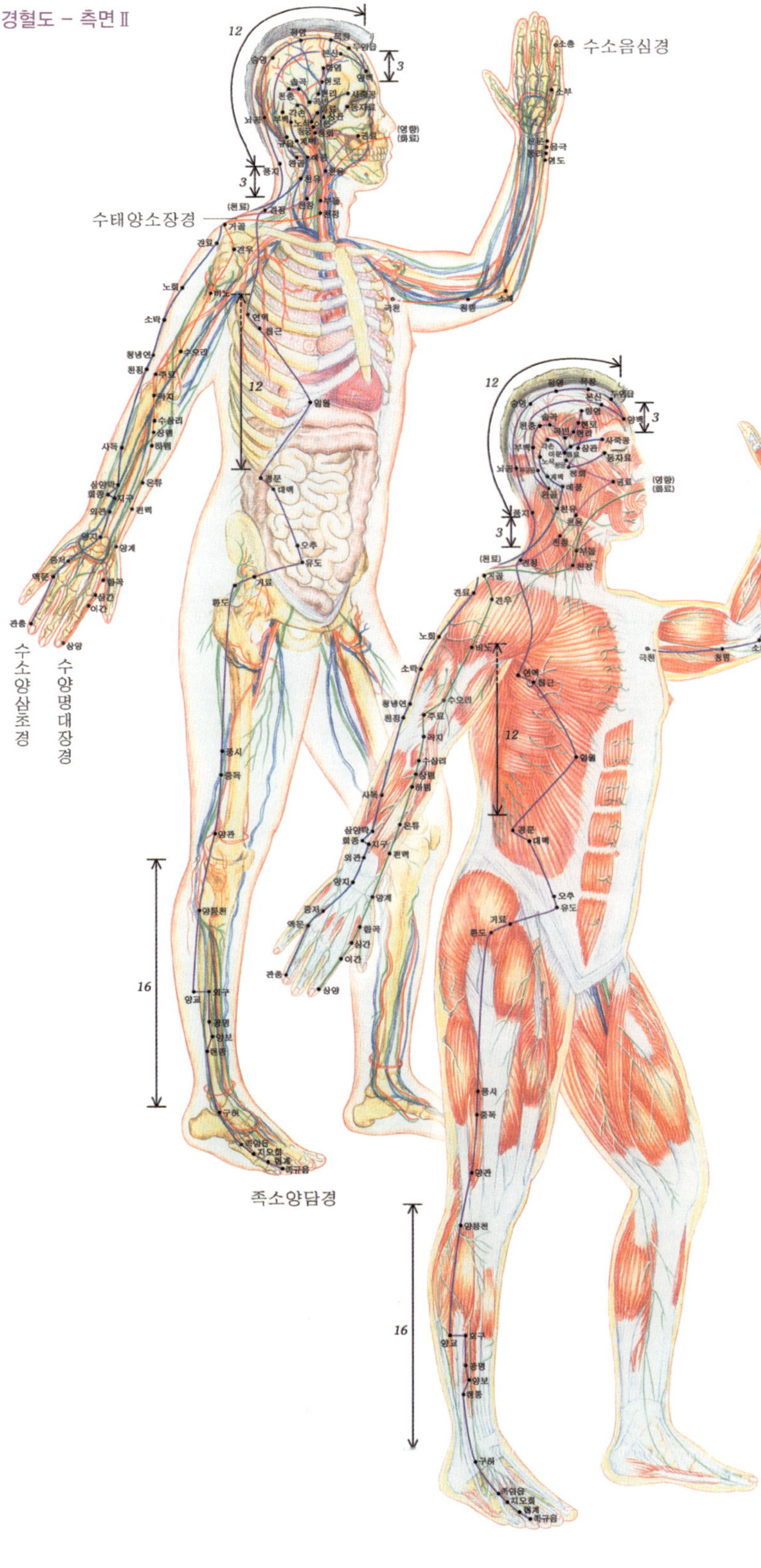

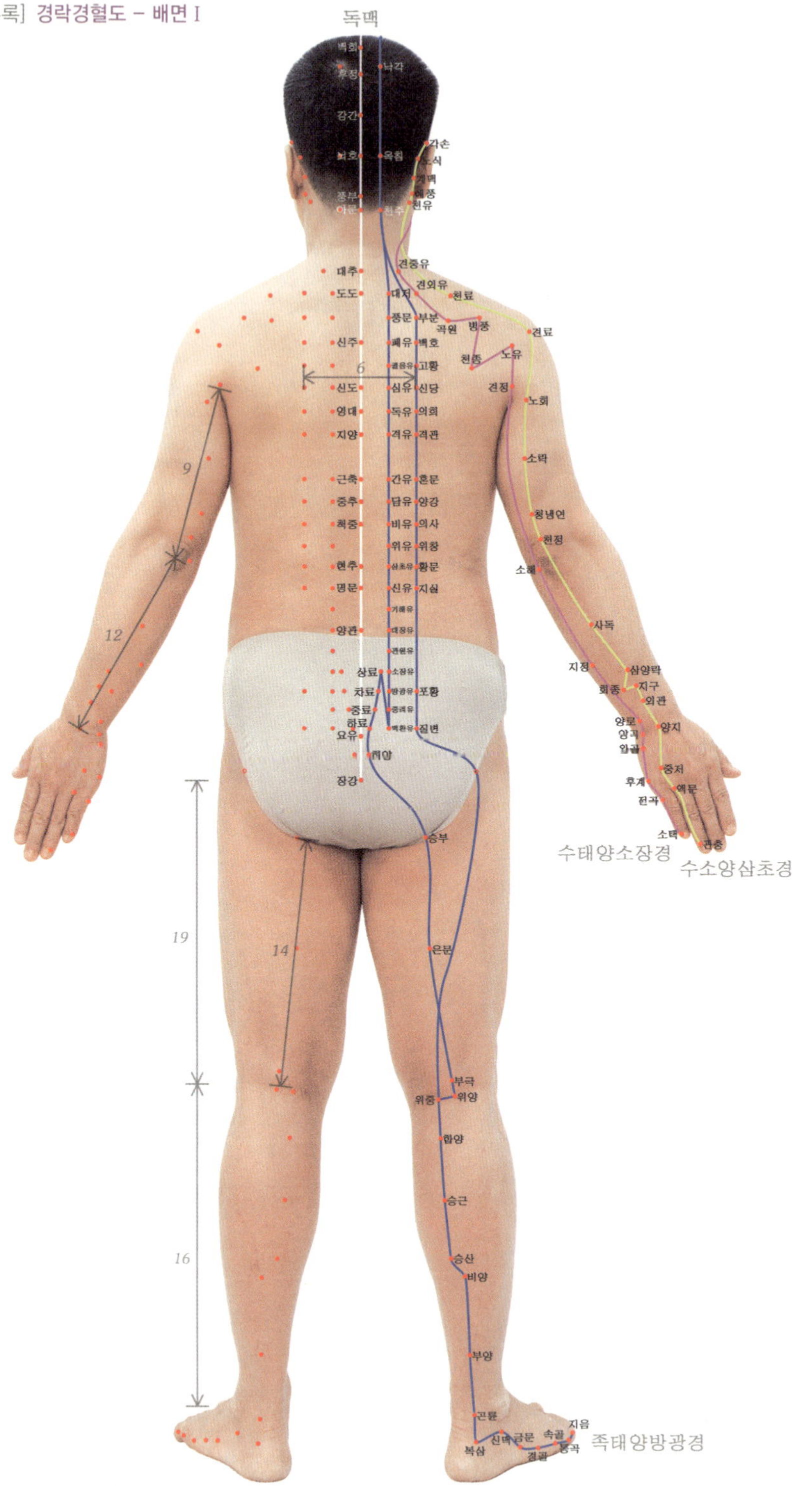

독맥
백회
후정
강간
뇌호
풍부
아문
낙각
옥침
천주
각손
노식
계맥
예풍
천유
견중유
견외유
천료
대추
도도
대저
풍문
부분
곡원
병풍
견료
신주
폐유
백호
천종
노유
궐음유
고황
6
신도
심유
신당
견정
노회
영대
독유
의희
지양
격유
격관
9
근축
간유
혼문
소락
중추
담유
양강
척중
비유
의사
청냉연
위유
위창
천정
현추
삼초유
황문
소해
명문
신유
지실
기해유
12
양관
대장유
사독
관원유
지정
삼양락
상료
소장유
회종
지구
차료
방광유
포황
외관
중료
중려유
양로
양지
하료
요유
백환유
질변
양곡
완골
회양
중저
장강
후계
액문
전곡
승부
소택
관충
수태양소장경
수소양삼초경
19
14
은문
부극
위중
위양
합양
승근
16
승산
비양
부양
곤륜
지음
신맥
금문
속골
복삼
경골
통곡
족태양방광경

경락경혈도 – 배면Ⅱ

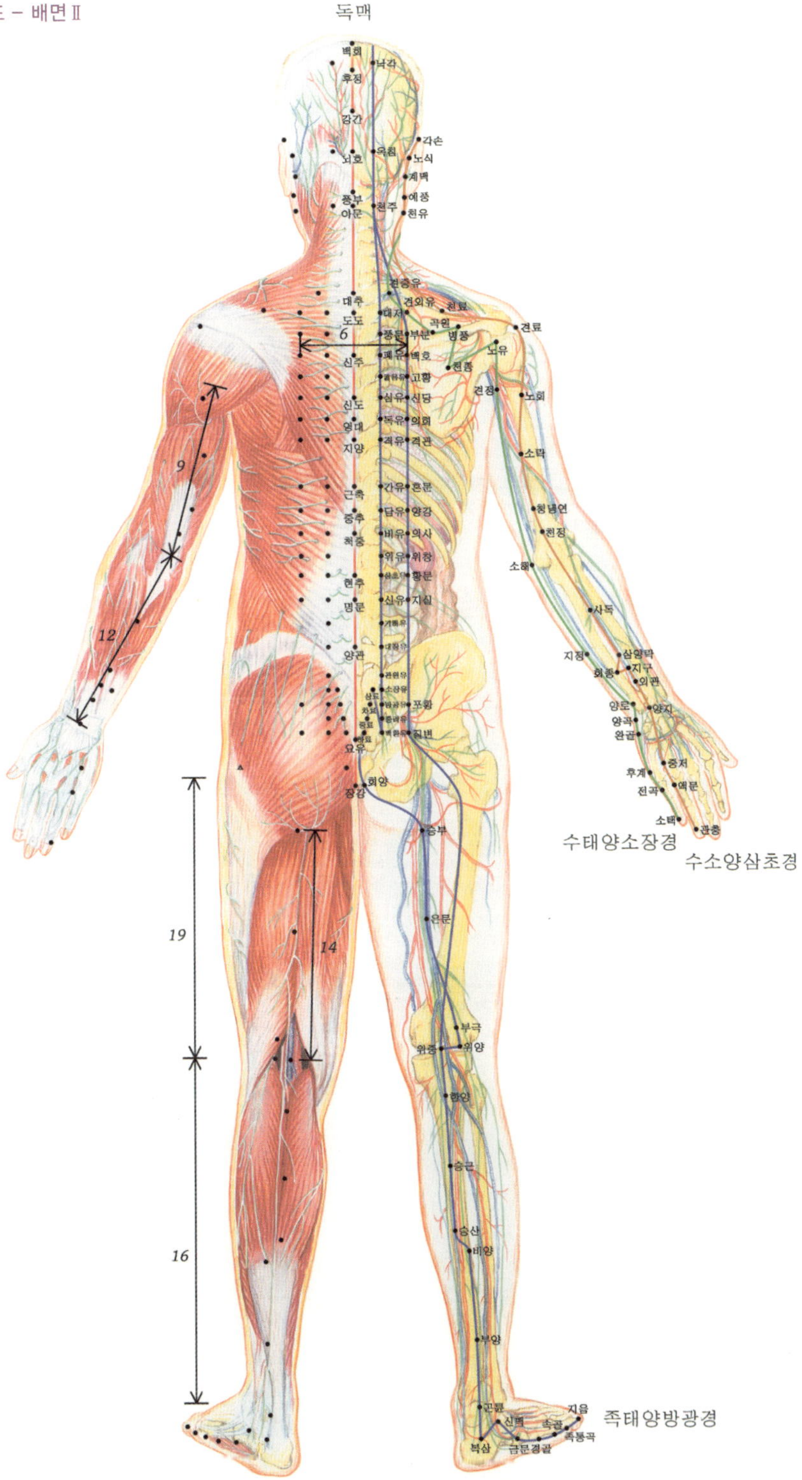
독맥
백회
낙각
후정
강간
뇌호
옥침
각손
노식
계맥
풍부
아문
천주
예풍
천유
견중유
대추
견외유
천료
대저
곡원
견료
도도
6
풍문
부분
병풍
노유
폐유
백호
신주
천종
고황
견정
노회
심유
신당
신도
독유
의희
영대
격유
격관
지양
9
소락
간유
혼문
근축
청냉연
담유
양강
중추
천정
비유
의사
척중
위유
위창
소해
현추
황문
신유
지실
명문
12
사독
양관
지정
삼양락
회종
지구
외관
포황
양로
양지
양곡
완골
질변
요유
중저
후계
회양
액문
장강
전곡
소택
관충
수태양소장경
수소양삼초경
승부
19
은문
14
부극
위중
위양
합양
승근
16
승산
비양
부양
곤륜
지음
신맥
속골
족태양방광경
복삼
금문
경골
족통곡

평생건강을 위한

침뜸 이야기